围手术期新冠肺炎感染防控手册

名誉主编　王保国　田　鸣

主　　编　郭向阳　黄宇光　李天佐　米卫东　王天龙
　　　　　武迎宏　李春燕　孙育红　李葆华　杨培蔚

副 主 编　王古岩　左明章　赵　晶　谭　刚　陈　辉
　　　　　张越巍　张　霁

北京大学医学出版社

WEISHOUSHUQI XINGUAN FEIYAN GANRAN FANGKONG SHOUCE

图书在版编目（CIP）数据

围手术期新冠肺炎感染防控手册 / 郭向阳等主编 . –
北京 : 北京大学医学出版社 , 2022.4
ISBN 978-7-5659-2443-9

Ⅰ . ① 围… Ⅱ . ① 郭… Ⅲ . ① 围手术期－新型冠状病
毒肺炎－预防（卫生）－手册 Ⅳ . ① R563.101-62

中国版本图书馆 CIP 数据核字 (2022) 第 037916 号

围手术期新冠肺炎感染防控手册

主　　编：郭向阳　黄宇光　李天佐　米卫东　王天龙
　　　　　武迎宏　李春燕　孙育红　李葆华　杨培蔚
出版发行：北京大学医学出版社
地　　址：（100191）北京市海淀区学院路 38 号　北京大学医学部院内
电　　话：发行部 010-82802230 ; 图书邮购 010-82802495
网　　址：http://www.pumpress.com.cn
E － mail : booksale@bjmu.edu.cn
印　　刷：北京强华印刷厂
经　　销：新华书店
责任编辑：冯智勇　　责任校对：靳新强　　责任印制：李　啸
开　　本：880 mm × 1230 mm　1/32　印张：7.375　字数：190 千字
版　　次：2022 年 4 月第 1 版　2022 年 4 月第 1 次印刷
书　　号：ISBN 978-7-5659-2443-9
定　　价：55.00 元

编委会名单

副 主 编 王古岩　首都医科大学附属北京同仁医院

左明章　北京医院

赵　晶　中日友好医院

谭　刚　中国医学科学院北京协和医院

陈　辉　北京积水潭医院

张越巍　首都医科大学附属北京天坛医院

张　霁　北京大学肿瘤医院

编　　委（按姓氏汉语拼音排序）

车向明　首都医科大学附属北京妇产医院

陈东升　首都医科大学附属北京友谊医院平谷医院

程　灏　首都医科大学附属北京地坛医院

池　萍　首都医科大学附属北京佑安医院

邓述华　北京大学第三医院

杜海明　北京大学第三医院

杜英杰　首都医科大学附属北京同仁医院

冯雪辛　首都医科大学宣武医院

冯　艺　北京大学人民医院

葛庆岗　北京大学第三医院

郭瑞宏　北京市密云区医院

郭正纲　北京大学首钢医院

韩　彬　北京大学第三医院

韩如泉　首都医科大学附属北京天坛医院

韩永正　北京大学第三医院

郝建华　中国人民解放军总医院第四医学中心

胡佳慧　北京大学第三医院

纪宏文　中国医学科学院阜外医院

金姬延　北京大学第三医院

康　娜　首都医科大学附属北京朝阳医院

康志宇　北京大学第三医院延庆医院

寇立华　北京市大兴区人民医院

李　民　北京大学第三医院
李　霞　北京电力医院
李晓强　北京市顺义区医院
李永刚　北京京煤集团总医院
李正迁　北京大学第三医院
凌宾芳　中国人民解放军总医院第五医学中心
刘国凯　北京中医药大学东直门医院
刘　薇　北京和睦家医院
刘　炜　北京市房山区良乡医院
刘文涛　首都医科大学附属北京世纪坛医院
倪　诚　中国医学科学院肿瘤医院
潘守东　首都儿科研究所附属儿童医院
钱　敏　北京大学第三医院
乔　辉　首都医科大学附属北京世纪坛医院
仇秋苹　北京怀柔医院
孙立智　北京电力医院
谭宏宇　北京大学肿瘤医院
万婷婷　北京大学第三医院
王东信　北京大学第一医院
王　芳　首都医科大学附属北京友谊医院
王　庚　北京积水潭医院
王会文　首都医科大学附属北京天坛医院
王　军　北京大学第三医院
吴安石　首都医科大学附属北京朝阳医院
吴长毅　北京大学第三医院
吴　迪　首都医科大学附属北京潞河医院
吴新雁　首都儿科研究所附属儿童医院
徐　晨　中国人民解放军总医院第五医学中心
徐　懋　北京大学第三医院
徐铭军　首都医科大学附属北京妇产医院

薛富善　首都医科大学附属北京友谊医院

晏馥霞　中国医学科学院阜外医院

姚　兰　北京大学国际医院

曾　鸿　北京大学第三医院

张　欢　北京清华长庚医院

张建敏　首都医科大学附属北京儿童医院

张　静　北京大学第三医院

张小青　北京大学第三医院

赵　颖　中日友好医院

郑虹彩　北京大学第三医院

郑　晖　中国医学科学院肿瘤医院

周　阳　北京大学第三医院

主编助理：周　阳　李正迁　杜海明　杜　鹃　刘文涛

序　言

　　2020 年以来，世界各国针对新型冠状病毒肺炎（简称新冠肺炎）疫情所采取的多项举措，对防控疫情的蔓延，提高新冠肺炎患者的救治成功率，推动全球经济复苏与尽早恢复常态提供了有力保障。在这些举措中，医疗机构与医护人员的不懈努力与不断创新，为完善重大疫情应急响应机制和有效协同机制，贯彻落实预防为主的卫生健康方针，加强公共卫生应急管理体系的顶层设计，特别是针对本国国情进行完善和持续改进，发挥了至关重要的作用。

　　在新冠肺炎疫情防控日益常态化的今天，如何确保医疗机构疫情防控的有效性与正常医疗工作的高效运行，是值得我们思考的问题。2020 年初，北京市迅速启动的突发公共卫生事件一级响应机制，联防联控、精准施策，有效地遏制了疫情的蔓延。国家卫健委麻醉专业质控中心、中华医学会麻醉学分会与中国医师协会麻醉学医师分会，也不断总结麻醉学科专业领域内的各项围手术期感染防控具体措施，并通过多种途径与国内外同道进行分享。

　　作为国家卫健委麻醉专业质控中心主任和中华医学会麻醉学分会主任委员，我非常高兴地看到由北京市临床麻醉质量控制和改进中心、北京市医院感染管理质量控制和改进中心与北京市护理质量控制与改进中心等多学科质控中心通力合作，将新冠肺炎疫情防控工作中的各项成功经验编写成册，出版发行。这为疫情防控常态化或未来"后疫情"时代医疗机构医院感染防控工作奠定了良好的基础。我也相信，对疫情防控成功经验的梳理和汇总，将成为不断完善各级医疗机构围手术期感染控制体系建设，提升各级医疗机构公共卫生事件风险应对能力的重要参考。

让我们一起努力，加强围手术期医院感染防控体系和医院感染防控能力现代化建设，积极践行"安全麻醉、学术麻醉、品质麻醉、人文麻醉"理念，推动医疗高质量发展和"健康中国"的建设。

国家卫健委麻醉专业质控中心主任
中华医学会麻醉学分会主任委员
（中国医学科学院北京协和医院）

前　言

　　围手术期包括手术前、手术中及手术后的全过程，涉及门诊、急诊、病房、手术室、产房和重症监护病房（ICU）等医院内的多个区域，需处理内科、外科、妇产科、儿科和 ICU 等多个科室的门诊、急诊及住院患者；加之手术室内各类人员庞杂且流动性大，一旦感染控制措施落实不到位，极易造成院内交叉感染。目前我国新冠肺炎疫情防控工作已取得阶段性成果，但全球疫情防控形势依然复杂。在常态化疫情防控的形势下，如何做好医院感染管理，尤其是围手术期感染控制工作，形成医院感染防控长效机制至关重要。

　　北京市临床麻醉质量控制和改进中心联合北京市医院感染管理质量控制和改进中心，以及北京市护理质量控制与改进中心，组织相关专家，总结了前期疫情防控的宝贵经验，编写了这本《围手术期新冠肺炎感染防控手册》，以期形成清单、流程、闭环、系统的工作模式及医院感染防控长效机制，为不断完善围手术期感染防控体系及有效防控疫情奠定基础。鉴于全球疫情防控形势依然严峻复杂，本手册所总结的内容主要依据当前的疫性防控政策及措施，当疫情及相关政策发生变化时，应根据疫情相应防控措施的变化不断更新。

　　因时间仓促，本书中缺点与不足在所难免，衷心期待广大读者给予批评指正。

北京市临床麻醉 质量控制和改进中心 （北京大学第三医院）	北京市医院感染管理 质量控制和改进中心 （北京大学人民医院）	北京市护理 质量控制与改进中心 （北京护理学会）

目 录

第一章　围手术期新冠肺炎感染防控相关管理规定

第一节　医院感染管理

自 1986 年 8 月我国召开第一次全国医院感染管理研讨会以来，医院感染预防与控制工作日益受到卫生行政部门和医疗机构管理者的重视，经过 35 年的飞速发展，医院感染管理的学科体系已逐步建立，随着相关法律法规、标准规范的制定与颁布，医院感染管理相关理论知识已形成基本共识。

一、医院感染管理的基本概念

医院感染（nosocomial infection，healthcare associated infection）是指住院患者在医院内获得的感染，包括在住院期间发生的感染和在医院内获得出院后发生的感染，但不包括入院前已开始或者入院时已处于潜伏期的感染。医院工作人员在医院内获得的感染也属于医院感染。

（一）下列情况属于医院感染

1. 对于无明确潜伏期的感染，入院 48 小时后发生的感染为医院感染；对于有明确潜伏期的感染，自入院时起超过平均潜伏期后发生的感染为医院感染。

2. 本次感染直接与上次住院有关。

3. 在原有感染基础上出现其他部位新的感染（除外脓毒血症迁徙灶），或在原感染已知病原体基础上又分离出新的病原体（排除污染和原来的混合感染）的感染。

4.新生儿在分娩过程中和产后获得的感染。

5.由于诊疗措施激活的潜在性感染，如疱疹病毒、结核分枝杆菌等的感染。

6.医务人员在医院工作期间获得的感染。

（二）下列情况不属于医院感染

1.皮肤黏膜开放性伤口只有细菌定植而无炎症表现。

2.由于创伤或非生物性因子刺激而产生的炎症表现。

3.新生儿经胎盘获得（出生后 48 小时内发病）的感染，如单纯疱疹病毒感染、弓形体病、水痘等。

4.患者原有的慢性感染在医院内急性发作。

二、医院感染管理概要

医院感染管理是各级卫生行政部门、医疗机构及医务人员针对诊疗活动中存在的医院感染、医源性感染及相关的危险因素进行的预防、诊断和控制活动。各级各类医疗机构应当建立医院感染管理责任制，制定并落实医院感染管理的规章制度和工作规范，严格执行有关技术操作规范和工作标准，有效预防和控制医院感染，防止传染病病原体、耐药菌、条件致病菌及其他病原微生物的传播。

医院感染管理工作包括：

1.各医疗机构应设立医院感染管理委员会和独立的医院感染管理部门，明确工作职责。根据相关法律法规并结合医院实际情况，制定和完善本机构医院感染管理的各项规章制度，明确各部门的工作职责。

2.制订医院感染管理的工作计划，有组织地开展医院感染的预防与控制工作。

3. 按照医院感染管理相关规章制度和技术规范的要求，开展加强医院感染预防与控制工作，严格执行医疗机构消毒技术规范，做好消毒器械管理工作、一次性使用医疗器械管理工作、医疗废物管理工作。制定医务人员职业卫生防护工作的具体措施，保证医务人员的手卫生、诊疗环境条件、无菌操作技术和职业卫生防护工作符合规定要求，对医院感染的危险因素进行控制，保障医务人员的职业健康。严格执行隔离技术规范，根据病原体传播途径，采取相应的隔离措施。严格按照《抗菌药物临床应用指导原则》，加强抗菌药物临床使用和耐药菌监测管理工作。按照医院感染诊断标准及时诊断、上报医院感染病例，建立有效的医院感染监测制度，分析医院感染的危险因素，并针对导致医院感染的危险因素，实施预防与控制措施。及时发现医院感染病例和医院感染的暴发，分析感染源、感染途径，采取有效的处理和控制措施，积极救治患者。

4. 人员培训和人才培养。对进入医疗机构的各类人员开展医院感染预防和控制知识的培训，制订工作人员的培训计划，对全体工作人员进行医院感染相关法律法规、医院感染管理相关工作规范和标准、专业技术知识的培训。医院感染专业人员应当具备医院感染预防与控制工作的专业知识，并能够承担医院感染管理和业务技术工作。医务人员应当掌握与本职工作相关的医院感染预防与控制方面的知识，落实医院感染管理规章制度、工作规范和要求。工勤人员应当掌握有关医院感染预防和控制的基础卫生学和消毒隔离知识，并在工作中正确运用。医疗机构应重视医院感染管理的学科建设，建立专业人才培养制度，充分发挥医院感染专业技术人员在预防和控制医院感染工作中的作用。

5. 医院感染监测。医院感染监测是医院感染预防与控制的基础、手段和"眼睛"，包括全院综合性监测和目标性监测，通过医院感染监测可了解医院感染的危险因素、发病率、发病部位、主要致病菌、抗菌药物耐药情况等流行病学特点，为医院感染的预防、控制和管理提供科学具体的依据。医疗机构应建立有效的医院感染监测、报告制度，及时诊断、上报医院感染病例，将医院感染监测纳入医疗质量管理考核体系。

三、医院感染管理的发展历程

根据医院感染管理不同阶段的特点，可将医院感染管理发展历程分为以下四个阶段。

（一）细菌学时代以前

在未发现微生物之前，人类并不知道自然界中有细菌的存在，更没有认识到医院感染是由微生物的传播导致的，没有任何医院感染预防与控制措施，所以医院感染发病率极高。人们认为创伤后发生感染是不可避免的。18世纪末期，拥有1000多张病床的Dieu医院是巴黎当时最大的一所医院，医生在给患者清洗伤口和换药时不更换纱布，导致很多患者发生伤口感染，截肢术后患者的病死率高达60%。在18世纪末刚开始建立产科医院时，产妇的感染也非常严重，当时Thomas Lightfoot在《泰晤士报》中写道："产科医院是产妇走向死亡之门。"霍姆斯（O. W. Holmes）于1843年发现了产褥热，这在当时是人所共知的极其危险的疾病，死亡率很高。霍姆斯认为医生在做过尸体解剖后就去检查产妇，就会把这种病原体从死者传播给产妇。1847年，维也纳一所医院的塞麦尔维斯（Semmel-Weiss，1818—1865）医生注意到由产科医生接生的产妇容易发生产褥热，病死率是助产士接生的产妇病死率的9倍。经调查研究后发现产生这一差别的原因是产科医生在进行尸体解剖后常不洗手或未彻底洗手就去接生，而助产士不进行尸体解剖工作。因此，他建议医生在尸体解剖后用漂白水洗手。这一措施使该院因产褥热而导致的产妇病死率由10%下降到1%。

近代护理学创始人英国的弗洛伦斯·南丁格尔（Florence Nightingale，1820—1910）于克里米亚战争中率领战地护士团到前线医院为伤病员服务。她们在工作中建立了医院管理制度，采取了加强护理、做好清洁卫生、隔离传染患者、加强病房的通风、戴橡胶手套等措施，仅用了 4 个月的时间，就使伤病员的病死率由原来的 42% 下降到 2%。此时，人们认识到了医院感染的危害，对其进行研究并采取了控制措施。之后，医院感染获得了很好的控制效果，但是人们并不知道具体的原因是什么。

（二）细菌学时代

法国微生物学家巴斯德（Pasteur L，1822—1895）在显微镜下发现了微生物，并采用加热消毒法以减少它们的数量，从而控制其感染。在巴斯德的启发下，英国医生李斯特（Lister J，1827—1912）首先阐明了细菌与感染之间的关系，认为细菌通过医疗器械、敷料等进入伤口引起感染，并提出消毒的观念，他于 1867 年发表了著名的外科无菌操作制度的论文，提倡在进行手术或更换敷料时，用苯酚（石炭酸）溶液喷雾消毒空气，使用石炭酸浸湿的纱布覆盖伤口以预防感染；患者的皮肤、医生的手、使用的器械都用稀释的石炭酸消毒液消毒。这些措施使李斯特医生所做的截肢手术患者因感染而死亡的病死率由 45.7% 下降到 15%。李斯特医生的消毒方法比塞麦尔维斯医生更进了一步，他不仅认为感染是由微生物的传播引起的，而且还认识到控制环境微生物对感染控制的影响，从而把消毒的范围扩大到医生的手、器械与敷料和空气等方面。使用石炭酸消毒，虽然有效地控制了感染，降低了患者伤口感染率，但由于石炭酸对身体有不利的影响，这就促使外科医生们去寻求更好的消灭微生物的方法。不久就产生了无菌手术，后来又有人开始研究压力蒸汽消毒器灭菌，医生们学会手术时戴经过蒸汽消毒灭菌的橡皮手套等。

此时，人们认识到医院感染是由微生物的传播引起的，采取控制措施能有效地控制医院感染的发生，消灭微生物，切断传播途径。

（三）抗菌药物时代

1928 年英国弗莱明（Fleming A，1881—1955）发现了青霉素。1943 年青霉素在美国制造成功并投入生产和使用，开启了抗生素时代。到 1946 年青霉素已被广泛应用于临床，其在预防和治疗感染上有特殊效果，有效地预防和控制了感染性疾病，但这也削弱了医务人员对无菌技术和消毒技术的重视。随着抗生素的广泛使用，临床上出现了对抗生素耐药的细菌，1949 年首次报道产生青霉素酶的金黄色葡萄球菌使青霉素失活的情况，此后耐药菌不断增加，并在全球范围内流行。这引起全球医务界的广泛关注。为应对细菌耐药，人们不断地研制出更多新的抗生素，但是使用不久后就导致新的耐药细菌出现。伴随着抗菌药物的更新迭代，医院感染的性质也发生了新的变化，呈现新的特点。革兰氏阴性杆菌取代革兰氏阳性球菌成为医院感染的主要致病菌。

（四）医院感染管理现代化时代

耐甲氧西林金黄色葡萄球菌（MRSA）的出现和流行，引起了美国医疗界的高度重视，仅在 1958 年美国就召开了两次关于 MRSA 的全国性学术会议，制定了一系列预防控制措施，使得 MRSA 感染在 20 世纪 60 年代得到了有效控制。1958 年美国医院协会建议每一所医院应设立感染管理委员会，其宗旨是降低医院内感染的发生，同时强调预防患者和医务人员发生感染的重要性。1961 年第一届有关医院感染的会议在英国伦敦召开，会议分析、探讨了造成医院感染流行的原因，制定了一系列预防和控制感染的措施，并由此揭开了现代医院感染的序幕。医院感染管理工作开始进入了系统化、规范化发展的道路，包括：成立医院感染管理组织，开展学术交流和人员培训，卫生行政部门制定颁发相关法律法规、标准规范以及防控指南，开展医院感染监测工作、多重耐药菌医院感染的控制工作等。

四、麻醉围手术期感染控制

手术部位感染在常见医院感染事件中占有较高的比例，且一旦发生，直接威胁患者生命。手术患者的围手术期感染风险不仅与患者自身和手术相关，麻醉的影响也不容忽视。手术造成的创伤对人体循环、器官功能的影响，全麻期间的人工通气等，都会严重威胁麻醉恢复后患者的安全，有可能给手术患者带来更高的围手术期感染风险。令人欣慰的是，麻醉专业的同道们日益重视医院感染管理的重要性，并积极参与到围手术期感染控制管理工作中来。有了专业麻醉医师的参与，相信这一领域的感染控制会越发科学、安全、有效。

五、关于医院感染管理的思考

社会的发展、医疗理念和技术的进步推动了医疗质量的提高，同时也对医疗安全提出更高的要求。我国政府和各级管理部门越来越重视医院感染管理，给予医院感染工作者更多的支持，相关的政策和要求也日趋严格。与此同时，我国医院感染工作者的管理水平参差不齐，部分的基层医院在医院感染管理方面流于形式，简单模仿，并未针对本机构的医疗服务特色制定相应的制度，并开展相关培训、检查和反馈。广大基层医院感染工作者需要更多的培训和指导。相信在政府及各部门的帮助下，会有更多的专家和团队参与到医院感染理论和实践的推广之中，我国医院感染管理水平一定会日臻科学和严谨。

（张霁　武迎宏 执笔　郭向阳 审校）

参考文献

1. 中华人民共和国卫生部.医院感染诊断标准(试行).卫医发[2001]2号.2001.
2. 中华人民共和国卫生部.医院感染管理办法.卫医发[2000]431号.2006.
3. 中华人民共和国卫生部.医院感染监测规范:WS/T 312-2009.2009-4-1.
4. 刘振声,金大鹏,陈增辉.医院感染管理学.北京:军事医学科学出版社,2000:1-158.
5. 北京市医院感染管理质量控制和改进中心,北京市临床麻醉质量控制和改进中心,北京市护理质量控制与改进中心.关于发布新型冠状病毒肺炎疫情间围手术期感染防控措施指引(试行)的通知.2020.

第二节　麻醉科感染控制

在新型冠状病毒肺炎（简称新冠肺炎）疫情防控形势依然严峻复杂的关键时期，麻醉科的首要任务是在完善感染控制（简称感控）体系建设的基础上，加强多学科合作，实现联防联控关口前移，加强术前、术中和术后全过程的疫情防控管理，防止围手术期偶发病例及聚集性发病。如何一手严格抓防控，一手抓有序复工，最大限度地防止围手术期严重不良事件的发生是麻醉科质控小组质控工作的工作重点。

一、加强感控体系建设

各级医疗机构麻醉科应高度重视疫情防控期间的感控体系建设，结合本地区和单位的实际情况，因地制宜，统筹做好防控疫情及各类手术的围手术期管理工作。

（一）防控关口前移

建议由医院指定医务处等主管部门成立多学科联合工作组，建立并完善拟住院患者的联合会诊机制；明确首诊负责制，将择期手术患者的筛查、排查工作前移到住院前，最大限度地减少院内交叉感染概率。

（二）建立择期、限期手术患者收住院标准

1. Ⅰ类患者　经严格预检分诊和（或）专家会诊（必要时），确认已排除新冠病毒感染的择期手术患者。

2. Ⅱ类患者　有发热和（或）肺部炎症等临床表现经住院前联合专家会诊，并已排除新冠肺炎疑似或确诊的限期手术患者。

（三）麻醉医师是患者术前筛查把关的"最后一道防线"

应严格遵守术前访视规范。在常规术前访视内容的基础上，必须再次对患者的流行病学史、临床症状和各类检查进行仔细核查。

（四）强化全员培训"标准预防"的基本概念及防护措施

将"标准预防"的核心理念、流程及细节，作为上岗前培训考核的重点内容，要求医护、医辅等人员必须掌握。建议麻醉科医护人员上岗前均应经过口罩的密合性测试，以保障防护安全。

（五）加强术后随访环节的质控

与实施手术的主管医师及病房护士通力合作，术后密切观察患者的体温、呼吸道症状等，一旦发现新冠肺炎疫情相关问题，必须按严重不良事件，在第一时间上报科主任、医务处及感控部门，严格管理。

二、不同种类的患者需手术或急诊插管情况下的具体防护措施

（一）已排除新冠病毒感染的患者

标准预防措施，包括：①患者戴医用外科口罩；②麻醉医师穿工作服（刷手服），戴一次性手术帽、医用外科口罩，手卫生，戴乳胶手套，在气管插管及拔管时宜戴护目镜或防护面屏。

（二）尚未排除新冠病毒感染的患者

在标准预防措施的基础上加强防护，麻醉医师戴医用防护口罩、无菌乳胶手套，戴护目镜或防护面屏，穿一次性隔离衣或防护服、鞋套。

1. 气管插管

（1）插管工具：尽量选择可视化插管工具，推荐可更换叶片的视频喉镜（采用一次性透明保护套保护镜柄和显示屏）、光棒和喉罩等。

（2）插管过程：①麻醉诱导前在麻醉面罩与呼吸回路之间加装过滤器；②麻醉诱导期间吸纯氧，注意采用调整氧流量等措施以避免环境污染；③采用快速诱导技术，充分肌肉松弛，避免插管过程中患者出现呛咳，争取一次插管成功；④如遇困难气道，应在首次气管插管失败后置入喉罩，避免反复尝试气管插管带来的感染风险；⑤非一次性气管插管用具使用后应严格消毒。

2. 气管拔管

（1）在苏醒期应采取有效措施防止患者呛咳，可预防性给予利多卡因、小剂量阿片类药物，或术中持续输注右美托咪定等。

（2）术毕拔管前应在较深麻醉下提前清理患者呼吸道分泌物，避免拔管前即刻清理气道导致的躁动和呛咳。

（3）拔管时机应选择在患者意识尚未恢复，但已恢复规律自主呼吸，符合拔管条件时进行。

（4）拔管时注意保留气管导管尾端的过滤器，麻醉医师戴护目镜或防护面屏，防止被气道分泌物和飞沫污染。

3. 插管物品的处理

每例手术及急诊气管插管结束后，须严格按照国家相关规定及时完成气管插管用具、相关设备和器械的消毒，医疗废物的处理及手术间清洁和消毒。

4.术后随访

密切追踪该类患者术后新冠肺炎诊断与否。

（三）新冠肺炎确诊／疑似病例

在标准预防措施的基础上严密防护，麻醉医师戴医用防护口罩、穿防护服、戴护目镜及防护面屏、双层乳胶手套、一次性防渗隔离衣、靴式防水鞋套。

1.急救气管插管

该类患者病情危重，应尽量缩短插管操作时间。

（1）术前准备：麻醉医师进入患者隔离病房实施抢救前，须在指定的区域依次穿戴好上述防护用具。

（2）插管用具同"尚未排除新冠病毒感染的患者"。

（3）插管过程同"尚未排除新冠病毒感染的患者"。

（4）插管后相关物品、设备处理：气管插管完成后各类接触患者的物品均须放入指定的医疗废物袋，按涉疫情医疗废物处理；所使用的相关设备，如插管用具、麻醉机、监护仪等，应该按照相关要求消毒处理。

（5）插管后麻醉医师离开隔离病房前依次脱掉外层防护用具；在缓冲区依次脱掉内层防护用具；进入清洁区后及时沐浴更衣。注意在每个环节做好手卫生。

2.手术和麻醉管理

（1）此类患者原则上应使用负压手术间。无条件的医院在急诊手术后须按国家规定进行感控处理。

（2）控制手术间人数，术前备齐药品及各类麻醉、手术器械用具，术中尽量避免人员进出手术间，精减参与麻醉人数。

（3）患者转运过程中，如病情允许需全程佩戴医用口罩。重症插管患者转运过程中要注意维持合适麻醉深度，推荐使用转运呼吸机。

（4）医务人员个人防护：参与手术的所有医务人员均须按感控要求穿戴防护用具，做好个人防护。

（5）麻醉医师实施有创麻醉操作时，须做好自身防护。

（6）气管插管、拔管处理原则：在上文所述基础上严密防护。

（7）麻醉相关物品的处理：尽量采用一次性麻醉耗材用品，用后放入指定医用废物收集袋，按涉疫情医疗废物处理；呼吸环路应使用过滤器，麻醉机使用后须消毒表面及内部；其他相关设备应进行物体表面消毒（如监护仪等）。

（8）术毕相关物品处理：手术完成后，须按规定处理手术标本、术中用品、废液和敷料等。

（9）术毕人员管理：手术完成后，参与手术的医务人员须按感染防控流程分别在手术间（污染区）、缓冲区依次脱掉外层及内层防护用具，清洁区及时沐浴更衣。

特别强调，鉴于国内各级医疗机构软硬件配置不尽相同，以及对新型冠状病毒感染的认识及疫情防控形势的变化，在临床实际工作中，应结合本单位的具体情况和国家最新指导意见，因地制宜，妥善处理，切实做好麻醉科感控工作。本建议仅供参考。

（李正迁　曾鸿 执笔　郭向阳　武迎宏　黄宇光 审校）

参考文献

1. 北京市临床麻醉质量控制和改进中心专家组. 麻醉科防控新型冠状病毒肺炎工作建议(第1版). 麻醉安全与质控, 2020, 1(1):1-4.

2. 北京市医院感染质量控制和改进中心, 北京市临床麻醉质量控制和改进中心、北京护理学会. 新型冠状病毒肺炎疫情期间围手术期感染防控措施指引(试行). 中华医院感染学杂志, 2020, 30(17):2592-2594.

3. 中国心胸血管麻醉学会围手术期感染控制分会, 全军麻醉与复苏学专业委员会. 新型冠状病毒肺炎患者围手术期感染控制的指导建议. 麻醉安全与质控, 2020, 4(1):5-8.

4. 王古岩, 郭向阳. 抗击新型冠状病毒肺炎疫情：麻醉相关感染控制的改良. 中华麻醉学杂志, 2020, 40(3):257-261.

第三节　护理感染控制

一、人员监控及管理

1. 自觉遵守国家及各地方疫情防控相关规定。科室建立健康监测报告制度及人员异地往来登记制度。

2. 工作人员在做好自身防护的同时，对手术患者及等候家属等人员做好严格防控、管理及宣传教育工作。

3. 工作人员出现发热或呼吸道、消化道传染病症状时，不得带病上岗；对其就诊相关情况追踪管理，直至排除风险。

4. 所有工作人员严格落实分餐管理。

5. 对于院内会诊，会诊医生及会诊护士应根据高、中、低风险等级合理安排（急会诊除外）。

6. 科室交班、查房及业务学习等，人数不宜过多，避免时间过长。人员间控制社交距离，佩戴口罩，房间内加强通风换气。

7. 指导患者、手术等候区家属等人员做好自身防护，应佩戴口罩，尽量与其他人员保持1米以上的社交距离等。

8. 切实做好患者及家属的沟通与交流，提供优质、高效的护理服务。

二、科室及物品管理

（一）科室分区管理

加强科室分区管理要求，合理划分清洁区、潜在污染区和污染区。强化不同区域管理制度、工作流程和行为规范的监督管理。

（二）防护物品及消毒液使用管理

1.科室加强重要防护物品集中统一管理，合理利用医疗防护物资，杜绝不必要的浪费。

2.工作人员根据高、中、低风险等级或具体诊疗护理操作情况，佩戴口罩、帽子、工作服、防护服等防护物品。

3.严格管理消毒液（特别是乙醇），根据使用情况领取，正确储存及使用，避免发生危险。

4.消毒液具有刺激性，配制和使用过程中注意个人防护，注意消毒后用清水擦拭，防止物品腐蚀。

（三）工作服、病号服、被服物品等管理

1.所有工作人员（包括医、技、护、后勤、保卫人员等）按照医院及疫情防护要求着工作服，工作服应清洁卫生，定期更换，如疑似污染及时更换。

2.患者病号服根据医院相关要求及病情、手术等需要，集中储存放置或消毒。

3.手术间/台产生的敷料、被服应做好终末消毒处理。

4.加强医务人员休息室被服管理及监督。

（四）仪器设备管理

科室内所有仪器设备均应按规定定期清点、清洁、消毒及检测，保持备用状态。

三、手卫生管理

1.严格落实工作人员手卫生规范，手卫生设施及设备符合院感规定，配备足量洗手液、速干手消毒液、擦手纸巾等。

2.对患者及等候区家属等人员进行手卫生宣传教育工作。

四、医疗废物管理

1.遵守《医疗废物管理条例》和《医疗卫生机构医疗废物管理办法》有关规定，规范处置医疗废物。

2.医疗废物达到包装袋或利器盒 3/4 时，有效封口。标识清楚、密闭转运。

五、标本采集

如遇特殊情况需进行标本采集工作，护理人员应严格落实各项规范，保证采集质量。

（一）采集方法

呼吸道标本采集包括上呼吸道标本（首选鼻咽拭子等）或下呼吸道标本（呼吸道吸取物、支气管灌洗液、肺泡灌洗液、深咳痰液等）。其中，重症病例优先采集下呼吸道标本，根据临床需要可留取便标本。

1.鼻咽拭子采集

（1）核对检验单与被采集人员信息。

（2）采样管粘贴检验条形码。

（3）采样前手卫生。

（4）被采集人员摘下口罩至唇部，头后仰。查看鼻腔有无鼻中隔偏曲，鼻腔黏膜有无出血等。

（5）用带包装的拭子测量被采集人员鼻尖到耳垂距离，并用手指做标记。

（6）打开无菌拭子采样管包装，取出无菌采样拭子。

（7）将采样拭子以垂直鼻（面部）方向插入鼻道内，拭子顶端到达鼻咽腔后壁，轻轻旋转一周（如遇反射性咳嗽，应停留片刻），收集黏膜细胞。

（8）将采样拭子垂直向下推入无菌采样管底部，采样拭子头完全浸泡在保存液中，折断无菌拭子杆（低于管口）弃于医疗垃圾桶内，旋紧管盖。

（9）再次核对标本信息和被采集人员信息。标本管放入密封标本袋，用75% 乙醇或其他有效消毒方法擦拭标本袋。

（10）采样后手卫生。

（11）标本管垂直放入标本桶内，桶及桶盖喷洒 / 擦拭消毒，盖紧标本桶盖。放入转运箱，转运箱由内向外分别进行喷洒 / 擦拭消毒。

（12）手卫生。

（13）采样人员与标本收集人员核对标本后进行双签字确认。

2. 口咽拭子采集

（1）核对检验单与被采集人员信息。

（2）采样管粘贴检验条形码。

（3）采样前手卫生。

（4）被采集人员摘下口罩，头后仰。查看咽喉部有无发红、肿胀、炎症、化脓等。

（5）打开无菌拭子采样管包装，取出无菌采样拭子。

（6）被采集人员面对光线头部微仰，嘴张大，并发出"啊——"音，露出两侧咽扁桃体。

（7）持采样拭子越过舌根，在两侧咽扁桃体稍微用力来回擦拭至少3次，然后再在咽后壁上下擦拭至少3次，尽量避免接触舌、牙齿、悬雍垂、口腔黏膜和唾液，同时应注意避免采样拭子接触脸颊或嘴唇。

（8）将采样拭子垂直向下推入无菌采样管底部，采样拭子头完全浸泡在保存液中，折断无菌拭子杆（低于管口）弃于医疗垃圾桶内，旋紧管盖。

（9）再次核对标本信息与被采集人员信息。标本管放入密封标本袋，用75%乙醇或其他有效消毒方法擦拭标本袋。

（10）采样后手卫生。

（11）标本管垂直放入标本桶内，桶及桶盖喷洒/擦拭消毒，盖紧标本桶盖。放入转运箱，转运箱由内向外分别进行喷洒/擦拭消毒。

（12）手卫生。

（13）采样人员与标本收集人员核对标本后进行双签字确认。

3. 深咳痰液

（1）告知被采集人员如何区分痰液和口腔分泌物。

（2）被采集人员深呼吸后用力深咳，咳出气管深处的痰液，将痰液直接收集于含采样液的螺口塑料管中。痰液不易咳出时，可在咳痰前拍背，协助排痰。

4. 鼻咽或呼吸道抽取物

（1）打开无菌痰液收集器包装，连接负压吸引器调节负压。

（2）戴无菌手套，持吸痰管/收集器插入鼻腔、口腔、人工气道至适宜深度。

（3）放开吸痰管末端，旋转上提并退出，收集抽取黏液。

(二)采集注意事项

1. 采集环境尽量通风，操作者应站在上风口。

2. 若使用2个无菌拭子采样管，需分别粘贴检验条形码，以免混淆或丢失。

3. 采集样本时，采样部位要深入到鼻咽腔后壁（鼻咽）、咽后壁和两侧扁桃体处（口咽）。不可用力过猛，以免发生外伤出血。

4.采集过程中，采样管应保持无菌。拭子避免触及采样管管口及其他部位，避免标本被污染而影响检验结果。

5.被采集人员张嘴采集咽拭子标本时，嘱其尽量不要做呼气动作。

六、疫苗接种

（一）疫苗接种剂次和间隔

1.新冠病毒灭活疫苗（Vero 细胞）：接种 2 剂；2 剂之间的接种间隔建议 ≥3 周，第 2 剂在 8 周内尽早完成。

2.重组新冠病毒疫苗（5 型腺病毒载体）：接种 1 剂。

3.重组新冠病毒疫苗（CHO 细胞）：接种 3 剂；相邻 2 剂之间的接种间隔建议 ≥4 周。第 2 剂尽量在接种第 1 剂次后 8 周内完成，第 3 剂尽量在接种第 1 剂次后 6 个月内完成。

4.完成国药中生北京公司、北京科兴公司、国药中生武汉公司的灭活疫苗和天津康希诺公司的腺病毒载体疫苗全程接种满 6 个月的 18 岁及以上人群可进行一剂次的加强免疫接种。

（二）疫苗接种途径及部位

推荐肌内注射，注射前须摇匀，接种部位为上臂外侧三角肌。

（三）疫苗接种工作要点

1.接种前物品准备

为减少接种点疫苗核酸污染，接种前每个接种台均应铺置一次性治疗单，放置一次性治疗盘，盘内放置纱布且使用乙醇浸润。

2.规范接种操作流程

疫苗接种过程中，注射液排气应在治疗盘正上方完成。治疗盘内应放置乙醇纱布并在操作过程中始终保持湿润，使用后按医疗废弃物处置；排气过程应避免产生遗液，若有遗液须滴入治疗盘内。操作过程中始终保持乙醇纱布湿润，根据情况及时更换并按医疗废弃物处置。

（四）接种点医疗废物管理

注射完成后，应有专人负责监督受种者，将按压接种部位的棉签统一废弃在指定的回收容器内，不得带离现场。注射器、针头、西林瓶均应放置在利器盒 / 桶内。所有医疗废物应集中收集，严格按照《医疗废物管理条例》的规定处理。疫苗外包装盒和疫苗说明书要留存在接种单位，按医疗垃圾处理。

（五）疫苗针剂破碎或遗漏处置

疫苗在冷链运输及接种过程中要轻拿轻放，防止破碎或遗洒。一旦疫苗针剂发生破损遗洒污染地面或其他物体表面，可用一次性吸水材料（如纱布、抹布等）蘸取 1000 mg/L 含氯消毒液小心移除，装入黄色利器盒内，按医疗废弃物处理。用 1000 mg/L 含氯消毒液擦拭被污染地面及其周围可能污染的其他表面，作用 30 分钟后，清水擦拭彻底清洁相应表面。处理污染物应佩戴手套与一次性医用口罩，避免刺伤划伤，处理完毕后应洗手或进行手消毒。

（六）疫苗接种点清洁

每日接种工作结束后，湿式打扫地面。接种台、门把手、地面和可能被污染的墙壁等表面按照要求完成消毒后，再使用清水擦拭进行彻底清洁。

（七）疫苗接种注意事项

1. 建议同一受种者使用同一生产企业的疫苗进行两剂次或三剂次接种。

2. 暂不推荐与其他疫苗同时接种。其他疫苗与新冠病毒疫苗的接种间隔应大于 14 天。

3. 当因动物致伤、外伤等原因需接种狂犬病疫苗、破伤风疫苗、免疫球蛋白时，可不考虑与新冠病毒疫苗的接种间隔。

（李春燕 执笔　孙育红　审校）

参考文献

1. 国务院应对新型冠状病毒肺炎疫情联防联控机制医疗救治组. 关于印发医疗机构新型冠状病毒核酸检测工作手册(试行第二版)的通知: 联防联控机制医疗发[2020]313号. 2020-12-28.

2. 国务院应对新型冠状病毒肺炎疫情联防联控机制综合组. 新型冠状病毒肺炎防控方案(第八版). 2021-5-11.

3. 国务院应对新型冠状病毒肺炎疫情联防联控机制综合组. 新冠病毒疫苗接种技术指南(第 版). 2021-3-29.

4. 北京市疾病预防控制中心. 预防接种门诊预防性消毒指引(第三版). 2021-1-17.

第四节　手术室感染控制

一、手术室感染控制原则

1. 手术建议选择在独立的负压手术间进行，污染区应具有单独的进出通道。

2. 手术流程中尽量做到物理分隔。

3. 手术患者需进行评估，根据疫情筛查标准进行分类管理，避免和其他普通患者交叉。

4.手术优先使用一次性物品；一次性物品、药品应做到单向流动，只进不出；非一次性使用的设备、物品必须有明确的清洁消毒流程。

5.按照感控要求做好术后用物的消毒处理。

6.手术人员合理分工，按级别做好防护，操作前后注意手卫生。

二、手术前准备

1.患者分类

根据患者病情进行风险评估，可分为急诊和择期手术患者。所有手术患者均应根据《新型冠状病毒肺炎诊疗方案（试行第九版）》对拟手术或有创操作患者进行新冠肺炎流行病学史、发热/呼吸道症状史及肺部影像异常史（简称三史）排查。

（1）急诊手术患者分为以下三类：

A类：疑似或确诊新冠肺炎的患者，如病情允许应转定点医院手术，病情不允许转院的或无法及时完成排查的患者。

B类：基本排除新冠肺炎，但有三史之一的患者；既往曾经患过新冠肺炎已愈超过4周的患者。

C类：已明确排除新冠肺炎疑似或确诊患者。

（2）择期手术患者：已通过医院新冠肺炎患者排查流程，明确排除新冠肺炎的手术患者，处理流程及方法参照急诊手流程。

2.环境准备

A类患者：

①负压手术间：有条件者首选，由设备管理人员确认系统运行良好，符合感染手术要求。

②净化手术间：如无负压手术间，应尽可能选择空间位置相对独立，有独立的循环机组和排风系统的手术间，宜关闭新风与空调系统。

③普通手术间：经过医院感染管理部门综合评估，空间位置相对

独立，此类手术间也可作为感染手术间，门窗应能密闭。应划定缓冲区，工作人员动线。确定患者专线、专梯、专车、专人转运。

B 类患者：手术间及转运路线有条件者参照 A 类手术间准备，无条件者可按常规手术的感染手术处理。

C 类患者：按常规手术处理。

3. 防护准备

所有直接或间接参与手术人员均需接受医务人员安全防护培训，熟练掌握各种防护用品的使用方法和使用范围，熟知急诊或择期手术流程与医院感染防控要求。

三、术中感染防控要求

1. 环境管理

确认负压手术间的压差符合要求，净化手术间和普通手术间的新风系统与空调系统已关闭，同时缓冲间及手术间门始终关闭。

2. 人员管理

应配备手术室护士 3 名：1 名刷手护士、2 名巡回护士，分别负责手术间巡回、缓冲区物品传送及隔离防控工作的协调监督；术中无特殊情况时，各类人员应减少进出手术间频次，以确保手术间的负压效能。手术结束后各级人员需迅速撤离，严禁在手术区域逗留；所有使用后的、直接或间接接触过手术患者的外层帽子、口罩、手套、鞋套、防护服均为污染源，务必将其留在手术间的指定位置，统一处理，切不可污染公共区域；外出衣、刷手衣裤需集中放置到指定区域，感染手术应尽量使用一次性敷料及用物，应用感染手术专用器械。

3. 转运要求

启用感染手术专用通道转运患者；固定转运工具，转运物品；固定放置位置；转运车应铺置一次性床罩并做好标识及使用后的终末处理，避免与其他患者交叉使用。

4. 人员着装及防护要求

见表 1-4-1。

表 1-4-1　新冠肺炎疫情期间手术相关人员个人防护建议

手术相关人员	手卫生	单层手套	双层手套	帽子	刷手服	手术衣	医用防护口罩	医用外科口罩	护目镜/面屏	隔离衣	防护服	头套/全面型呼吸防护器	鞋/鞋套
台上	ABC	C	AB	ABC	ABC	ABC	AB	C	AⒷⒸ	ⒷⒸ	A		AⒷ
台下	ABC	BC	AⒷ	ABC	ABC	—	AB	C	AⒷⒸ	ABⒸ	A	—	AⒷ
其他	ABC	AⒷⒸ	—	ABC	—	—	AⒷⒸ	BC	AⒷⒸ	ABⒸ	Ⓐ	—	Ⓐ
患者	—	—	—	ABC	患者服装	—	AⒷ	BC					

注：
（1）A、B、C 为不同类别患者手术时推荐的个人防护装备，Ⓐ、Ⓑ、Ⓒ为可选。
（2）病情允许时，A、B 类患者始终佩戴医用外科口罩或医用防护口罩，C 类患者始终佩戴医用外科口罩。
（3）其他：包括保洁人员、患者转运人员、电梯工作人员等。
（4）保洁工作应根据洁污工作分别安排人员。

5. 物品器械管理

尽可能使用一次性器械和物品；复用（专科）器械管理应参照医疗机构特殊感染手术器械管理制度和流程执行。

6. 设备管理

手术间仅保留必需设备，显微镜、麻醉机等设备由相关专业人员评估处理后待用。

7. 术中关注

手术过程中，各项操作要轻柔、准确，避免针刺伤、刀扎伤等不必要的伤害。实施全麻操作前应在麻醉机管路的呼气端及吸气端加装一次性过滤器。在全麻插管及吸痰时麻醉医师要做好防护，佩戴好护目镜或防护面屏；使用电外科设备时应尽可能将输出功率调到可以接受的最小值并配合使用吸烟装置，无吸烟装置可使用预置含氯消毒液的封闭型负压吸引器，将电外科产生的烟雾及体液、血液随时吸走，尽量减少气溶胶的扩散；所有操作动作应轻柔，减少不必要的抖动。

四、术后感染防控要求

1. 环境管理

（1）术后即刻进行手术间的清洁消毒处理，A 类患者术后应先进行手术间消毒后，再按本机构感染手术间的终末清洁消毒处理流程进行，接台间隔时间不少于 120 分钟；B 类患者术后按本机构感染手术间终末清洁消毒处理流程进行，接台间隔时间不少于 60 分钟；C 类患者术后按本机构常规术间清洁消毒处理流程进行，手术接台间隔时间不少于 30 分钟。

（2）A、B 类患者手术后的手术间，完成清洁消毒流程后宜安排同类手术，如短期内无同类手术，建议根据机构特点和实际情况进行评估后决定是否安排 C 类患者手术。

（3）麻醉恢复期间隔离区、转运途径和电梯间的清洁消毒处理参照医院相关流程。

2. 患者管理

A 类患者：全身麻醉患者术后如不需要呼吸支持，可在手术间拔除气管导管，复苏后转运至 ICU 负压病房或隔离病区进行观察。

B 类患者：对于可在手术间内完成气管拔管的患者，应尽量在手术间完成麻醉苏醒和麻醉后恢复，情况稳定后应遵循感染防控相关要求转运至单间病房隔离观察。

C 类患者：手术间或麻醉恢复室复苏后转运至病房观察，有条件者建议单人间，如果术后出现不能解释的发热及呼吸道症状应及时进行筛查和隔离。

3.设备管理

手术间内相关设备应参照感染防控的相关措施进行处理。

4.手术后处理

（1）A、B类患者用后的一次性敷料放入双层黄色垃圾袋内，鹅颈式捆扎密闭封存，粘贴"新冠病毒感染敷料"字样标识，按医疗废物管理规定进行处理。

（2）非一次性器械物品，A、B类患者手术后的器械宜密闭运送，根据本机构特殊感染器械要求进行清洗消毒灭菌，C类患者手术后器械按常规手术器械处理。

（3）A、B类患者的术后织物根据相关感染防控措施进行处理，宜使用一次性水溶性包装袋进行包装。

（4）病理标本处理：疑似或确诊新冠病毒感染的病理标本应存放到双层病理专用包装袋中，在盛装病理标本前，应对病理包装袋进行认真检查，确保其无破损、无渗漏、封口严密。包装袋的外表面应当有警示标识，注明"新冠病毒感染病理"，放入转运箱中，按病理处理流程密闭式转运至病理科。

（5）医疗废物处理：疑似/确诊病例产生的垃圾均按医疗废物进行管理，双层黄色垃圾袋保存，鹅颈式封扎，明确标识；盛装前认真检查确保其无破损、无渗漏，封口严密，并按医疗废物处置要求进行登记，运送医疗废弃物的运送工具和存放处可选用含有效氯1000~2000 mg/L的含氯消毒液进行消毒处理。引流液、分泌物等应用含有效氯2000 mg/L的含氯消毒液进行消毒处理，作用时间30~60分钟。

五、人员培训

特殊感染手术涉及的工作步骤多，流程复杂，每一位参与手术的工作人员均需要进行规范培训，需要特别关注的是对各类辅助工勤人员的培训及工作落实的监督，提高他们的防护意识和基础知识，并提供必要的防护用具。

六、人员管理

根据实际工作需要，合理安排上岗工作人员；严格限制参加手术人员数量，禁止非当日手术人员进入；进入手术室的工作人员需接受体温检测，出示健康宝和流调行程码；手术麻醉科内部医务人员疫情暴发期间每人每日 2 次监测体温，如遇体征、症状异常，立即进入观察隔离期，到指定区域休养观察。常态化疫情管理模式下，手术麻醉科人员宜按照高风险人员每周或每 2 周进行一次核酸检测，并积极进行疫苗接种；外院来访人员进入手术室前应出具 7 日内核酸检测结果（阴性）、体温正常、健康宝或流调行程码正常，方可进入。

（孙育红　赵颖 执笔　李春燕　黄宇光 审校）

参考文献

1. 北京市医院感染管理质量控制和改进中心,北京市临床麻醉质量控制和改进中心,北京市护理质量控制与改进中心. 关于发布新型冠状病毒肺炎疫情期间围手术期感染防控措施指引(试行)的通知. 2020.
2. 孙育红. 疑似或确诊新型冠状病毒肺炎患者手术管理方法. 中华现代护理杂志, 2020(8):1016-1018.
3. 国家卫生健康委办公厅. 关于印发医疗机构内新型冠状病毒感染预防与控制技术指南(第一版)的通知. 2020-01-22.
4. 国家卫生健康委办公厅. 关于印发新型冠状病毒感染的肺炎防控方案(第三版)的通知. 2020-01-28.
5. 国家卫生健康委办公厅. 新型冠状病毒感染肺炎防控中常见医用防护用品使用范围指引(试行). 2020-01-27.
6. 湖南省消毒供应质量控制中心. 关于规范疑似或确诊新型冠状病毒肺炎患者使用后的可复用器械器具和物品处置流程的通知(第二稿). 2020-04-15.
7. 中华人民共和国国家卫生和计划生育委员会. 医疗机构环境表面清洁与消毒管理规范: WS/T512−2016. 2016-12-27.
8. 中华人民共和国卫生部. 医疗机构消毒技术规范: WS/T367−2012. 2012-04-05.

第二章　手术相关人员感染防控管理

第一节　手术室内医护人员感染防控管理

据报道，在我国，相较于其他区域，手术室为院内感染的易感科室。近期，新型冠状病毒肺炎疫情暴发，极大地增强了医务人员及普通社会大众的感染防控意识，我们从来没有像现在这样对感染防控如此关注。完善感染防控管理，预防医院感染，既有利于患者的安全，又能保障医务人员的健康。

手术室内医护人员主要包括外科医生、麻醉医师、麻醉护士以及手术室护士。外科医生在进行手术操作时，会直接接触到患者的血液、组织。麻醉医师在全身麻醉气管插管及拔管时，很容易形成气溶胶，同时，在进行椎管内麻醉、神经阻滞、动静脉穿刺、吸痰等操作时，还可能会接触到患者的血液和痰液。手术室护士在进行输液通路建立或者放置胃管等操作时，也不可避免地会接触到患者的血液或消化液等。患者的血液、体液、分泌物等都可以造成传染性疾病的传播，所以在手术室内工作的医护人员尤其需加强感染防控管理。

为做好手术室内医护人员感染防控管理，要求相关人员必须熟练掌握感染防控的专业知识及技能，包括：标准预防，清洁、消毒、灭菌（包括手卫生），隔离，无菌操作，职业防护等方面，这些也正是感染控制的基石。

一、标准预防

对于标准预防的概念，很多临床医生知之甚少。2013 年相关调查表明，麻醉医师相关知识的知晓率为 75.9%，在急诊手术中防护用品使用率为 64.0%，急诊手术标准预防符合率为 61.8%。在 2020 年 2 月，中国心胸血管麻醉学会围手术期感染控制分会进行了一项问卷调查，回收有效问卷 1316 份，结果显示在新型冠状病毒肺炎疫情发生之前，36% 的麻醉医师从未接受过如何穿脱防护服的培训，高达 55% 的麻醉医师不清楚普通口罩、医用外科口罩、医用防护口罩的区别。而且很多科室在疫情之前没有配备医用防护口罩、防护服、防护面屏这类个人防护用品。调研结果着实令人忧虑，为加强手术室内医护人员感染防控的管理，有很多工作亟待加强。

什么是标准预防？标准预防就是将所有患者的血液、体液、分泌物、排泄物均视为有传染性，如果接触就需要隔离防护。请注意，这里重点强调的是所有患者，而不是说临床已经诊断为传染病或者是携带者。因为即使患者所有的化验结果都为阴性，仍然有很多指标并没有检测，或者有些为携带者，检查不出阳性指标，所以手术室内医护人员一定要牢记：只要接触患者，就视为阳性，尤其在进行急诊手术时更应该加强警惕。强调患者和医务工作者之间的双向防护，才能降低交叉感染的危险性。

标准预防的具体措施为：①接触患者血液、体液、分泌物、排泄物及其污染物品后应立即洗手（无论是否戴手套）；②接触患者血液、体液、分泌物、排泄物及破损黏膜皮肤前均应戴手套，接触同一患者清洁部位与污染部位之间应换手套、洗手或手消毒；③遇患者血液、体液、分泌物、排泄物可能发生喷溅时，应戴眼罩、口罩，穿隔离衣或防护衣；④污染的医疗用品和仪器设备应及时消毒处理，防止病原微生物在医务人员、患者与环境之间传播，重复使用的医疗仪器设备应在下一位患者使用前清洁、消毒、灭菌；⑤进行各项医疗操作、清洁操作、环境消毒时应严格遵守操作规程；⑥污染物品应及时处理，避免污染环境及物品，引起微生物传播；⑦小心处置针头和锐器，防针刺伤，使用后的锐器应置于防水耐刺的利器盒中。

在标准预防的基础上，针对疾病传播途径不同，需采取额外预防措施。例如，诊疗新冠肺炎等经呼吸道飞沫传播途径的患者时，额外的预防措施包括：①建立隔离室，如不是负压病房，应加强通风和室内消毒；②尽量减少转运，必须转运时，医务人员应注意防护；③医务人员对患者近距离（1 m 内）诊疗操作时，应戴帽子、医用防护口罩，可能发生喷溅时，应戴护目镜或防护面屏，穿隔离衣/防护服，戴手套。

二、手卫生

清洁消毒中的重点内容之一为手卫生。为指导民众积极应对新冠肺炎疫情，多部门及多位专家反复强调勤洗手的重要性。手卫生是降低医院感染和避免交叉感染最简单、最方便、最经济、最有效的方法。手术室内医护人员的手是手术室环境及手术患者管路污染的重要来源，是外科手术中细菌传播的主要途径，有研究表明麻醉医师的手对不同亚型的肠球菌传播率高达89%~96%。手术室内医护人员的手一旦被污染，不仅会危及其他患者安全，还会通过皮肤破口或者口鼻黏膜等危及本人安全，也会危及其他手术室内医务人员自身的安全。

但手卫生的定义是什么？如何正确洗手？何时应该洗手和卫生手消毒？部分手术室内医护人员并不十分清楚。即使有些人员非常了解手卫生的理论知识，但是在实际临床工作中并没有严格执行。2017 年的一项调查研究显示，我国医护人员总体手卫生的依从性仅为30%，而手术室医护人员关于手卫生概念、方法、快速手消毒液使用的正确率低于 50%。

手卫生为医务人员在从事职业活动过程中的洗手、卫生手消毒和外科手消毒的总称。洗手是医务人员用流动水和洗手液（肥皂）揉搓冲洗双手，去除手部皮肤污垢、碎屑和部分微生物的过程，洗手应按照七步洗手法，认真揉搓双手至少 15 秒。卫生手消毒是医务人员用手消毒液揉搓双手，以减少手部暂居菌的过程。外科手消毒是指外科手术前医护人员用流动水和洗手液揉搓冲洗双手、前臂至上臂下 1/3，再用手消毒液清除或者杀灭手部、前臂至上臂下 1/3 暂居菌和减少常居菌的过程。

洗手与卫生手消毒的指征包括：①接触患者前。②清洁、无菌操作前，包括进行侵入性操作前。③暴露患者体液风险后，包括接触患者黏膜、破损皮肤或伤口、血液、体液、分泌物、排泄物、伤口敷料等之后。④接触患者后。⑤接触患者周围环境后，包括接触患者周围的医疗相关器械、用具等物体表面后。当手部有血液或其他体液等肉眼可见的污染时需要洗手；手部没有肉眼可见污染时，宜使用手消毒液进行卫生手消毒。

需要注意的是，戴手套不能代替手卫生，摘手套后也应进行手卫生，因为有时手套的无形破损我们是看不见的。且对于有传染风险的患者，在实施各类操作时，手术室内医护人员应戴双层手套；接触患者后，如需要碰触麻醉机、手术床等或其他区域，应脱掉并丢弃外层手套。

三、环境及物体表面卫生

大量研究表明，环境表面成为细菌的"储存库"，医院感染的暴发流行与医院环境的清洁卫生程度有密切关联。手频繁接触的物体表面（简称物表）是高度危险的，如麻醉机、监护仪、注射泵、手术床遥控器的按键或旋钮、病历夹、柜门把手等。有研究表明，利用荧光示踪法模拟手术室内微生物传播途径，发现模拟患者唇部和口内的荧光染料可通过麻醉医师执行气管插管操作的手，播散至喉镜、手术床、麻醉机、静脉通路、听诊器、手术间门把手等处。如果有其他人员再次接触上述位置，可能将该患者口唇内微生物传播给其他人。因此，手术室内医护人员在强调手卫生的同时，要注意做好环境及物表卫生。

手术间的清洁消毒的职责分工原则是：由护士负责患者诊疗设备仪器的日常清洁与消毒工作；外科医生及麻醉科医生在诊疗过程中发生小面积的患者血液、体液及其他污染物污染时，应立即实施污点清洁和消毒工作；环境卫生服务机构人员负责环境和家具表面的清洁与消毒，并在护士的指导下对诊疗设备仪器实行终末清洁和消毒工作。

有空气传播风险的患者，例如确诊或疑似新型冠状病毒肺炎患者进行手术时，如果实施全麻时，麻醉前以及术毕拔管后可建议患者佩戴医用防护口罩；实施非全麻时，建议手术全程佩戴医用防护口罩，以减少空气传播的风险。用于有传染风险患者诊疗的听诊器、体温计、血压计等医疗器具及护理物品应当专人专用，若条件有限，不能保障医疗器具专人专用时，每次使用后应当进行规范的清洁和消毒。

对于有传染风险的患者进行手术后，严格执行《医疗机构消毒技术规范》，应做好手术室（空气、物体表面、地面等）、医疗器械、患者用物等的清洁消毒，严格执行患者呼吸道分泌物、排泄物、呕吐物的处理，严格执行终末消毒，尤其不能忽略手频繁接触的物体表面。同时，还要重视公共区域及公共用具的防护，包括门把手、各种开关、电话机等，除了按要求擦拭消毒之外，还需注意在污染区佩戴的、直接或间接接触过手术患者的外层帽子、口罩、手套、鞋套、防护服均视为污染物，务必将它们留在手术间的指定位置，统一处理，切不可污染公共区域环境。手术前在手术间回风口过滤网适量喷洒含氯消毒液，术后对过滤网进行消毒或更换处理。

四、隔离

对于有空气传播风险的传染病患者应当在负压手术室进行手术。应有医务人员通知层流工程技术人员及时检查，必要时更换负压手术间高效过滤器。负压手术室与外界压差一般为 –5 Pa，已进入感染手术室的人员尽可能不外出，室外人员与室内人员在缓冲间内进行内外物品的传递，术前应关闭好缓冲间。如果没有负压手术室，宜选择有独立净化机组且空间位置相对独立的手术间，手术中关闭净化系统，术后进行终末消毒处理。如为普通手术室，要尽量选择空间位置独立的手术间。在手术流程中尽量做到物理分隔，避免和其他患者的交叉。同时，移除手术间内非必要或不适用的仪器设备等。

五、安全注射

安全注射不仅关系到患者健康，更是手术室内医护人员，包括外科医生、麻醉医师以及手术室护士职业安全的重要保障。应谨慎处理麻醉及手术操作中的锐器，防止刺伤，一旦发生应立即启动医源性职业暴露处理流程，在诊疗传染病患者时需要特别注意。安全注射具体措施包括：应使用一次性灭菌注射装置；尽可能使用单剂量注射用药；多剂量用药无法避免时，应保证"一人一针一管一用"，不应使用已经用过的针头及注射器再次抽取药液；禁止手持针等锐器物随意走动；禁止将针等锐器物徒手传递；禁止将针等锐器物复帽，必须复帽时应采取非手触的方式；使用后的针等锐器物及时放入利器盒内。

六、新冠病毒核酸检测与疫苗接种

在做好以上基础性医院感染防控管理工作的同时，我国充分利用了在新冠肺炎医学研究中取得的巨大进步，进行科学防疫。

在 2019 年 12 月新冠肺炎疫情暴发之后，我国迅速研发出检测新冠肺炎病毒的试剂盒。有些检测单位采用"10 合 1 混采"技术，可 10 倍提升核酸检测效率。全国各级医院多次有序开展全面核酸检测工作，这不但保证患者可以安心就诊，而且也使医院工作人员安心从业。国内疫情重点防控区域的医院应根据疫情风险级别对包括手术室内医院工作人员在内的高感染风险的医务人员定期进行新冠肺炎病毒核酸检测，对有外出经历或有感染风险的医院工作人员，需在完成新冠肺炎病毒核酸检测且拿到的结果为阴性之后，方能复岗。

在 2020 年 12 月 31 日，第一款中国新冠病毒疫苗获批上市且为全民免费提供。截至 2021 年 6 月 10 日，我国 31 个省（自治区、直辖市）和新疆生产建设兵团累计报告接种新冠病毒疫苗 84 529.9 万剂次。以北京同仁医院为例，全院医务人员疫苗接种率超过 90%，只有极少数有禁忌证的医务人员没有完成疫苗接种。疫苗保护率为 80% 左右，绝大部分医院工作人员完成了接种，这对手术内医护人员感染防控管理有巨大帮助。

小结

由于手术室是院内感染的高风险场所，对于在此工作的医护人员，包括外科医生、麻醉医师以及手术室护士，都需要注意不断强化自己的感染防控意识，提高感染防控能力，保护患者生命健康，同时也是保护自己的职业安全。

（寇立华 杜英杰 执笔 王古岩 李晓强 张炳熙 审校）

参考文献

1. Peng P W H, Wong D T, Bevan D, et al. Infection control and anesthesia: Lessons learned from the Toronto SARS outbreak. Can J Anaesth, 2004, 50(10): 989-997.

2. Loftus R W, Koff M D, Birnbach D J. The dynamics and implications of bacterial transmission events arising from the anesthesia work area. Anesth Analg, 2015, 120(4): 853-860.

3. Birnbach D J, Rosen Lf Fau-Fitzpatrick M, Fitzpatrick M Fau-Carling P, et al. The use of a novel technology to study dynamics of pathogen transmission in the operating room. Anesth Analg, 2015, 844-847.

4. Loftus R W, Koff M D, Brown J R, et al. The dynamics of enterococcus transmission from bacterial reservoirs commonly encountered by anesthesia providers. Anesthesia & Analgesia, 2015, 120(4): 827-836.

5. 中华人民共和国国家卫生健康委员会. 医务人员手卫生规范: WS/T313−2019. 2019-11-26.

6. 中华人民共和国国家卫生和计划生育委员会. 医疗机构环境表面清洁与消毒管理规范: WS/T 512−2016. 2016-12-27.

7. 中华人民共和国国家卫生健康委员会. WS/T 591−2018 医疗机构门急诊医院感染管理规范 [DB/OL]. 2018-05-10.

8. 李宝钏, 何小霞, 陈雷, 等. 麻醉科医院感染的调查与预防措施研究. 中华医院感染学杂志, 2015, 25(6): 1388-1390.

9. 沈晓红, 祝惠琴, 陈颖. 品管圈在提高手术室医护人员急诊手术标准预防中的作用. 中华医院感染学杂志, 2013, 23(18): 4440.

10. 李六亿, 刘玉村. 医院感染管理学. 北京: 北京大学医学出版社, 2010: 291.

11. 卢一玮. 我国医务人员手卫生依从性与感染控制的研究进展. 中华现代护理杂志, 2017, 23(12): 1702-1704.

12. 周敏, 黄彩鹏. 麻醉科医护人员手卫生调查及干预对策. 中国消毒学杂志, 2017, 34(1): 82-83.

第二节　手术室外医护人员感染防控管理

随着医院开展门诊手术以及各种有创、无创检查治疗工作，越来越多的患者需要在手术室外接受麻醉镇静下进行相关检查治疗。这些需要接受手术室外麻醉的领域包括麻醉门诊、无痛胃肠镜检查室、纤维支气管镜检查室、介入诊断与治疗室、超声影像检查室等。相对于中心手术室的麻醉工作，手术室外麻醉工作地域广泛，环境复杂，空间密闭，医务人员与患者以及家属流动性大、接触频繁，在疫情常态环境下防控难度较高。

针对手术室外麻醉相关医务人员工作的性质、地点等相关自身业务特点，结合一年多以来国内外新冠肺炎疫情防控形势的变化，依据各级部门相继出台的各项文件要求，结合所在医院的具体情况，提出以下相关建议，供大家参考。

一、麻醉门诊防护

前来麻醉门诊就诊的患者，主要是在相关科室就诊后，来复诊做麻醉评估。此类患者强调如下：

第一，预防人员聚集。

第二，防止发生密切接触。

第三，严格实行预约挂号制度，尽量避免患者无序诊疗，减少现场挂号。

第四，严格遵守医院制定的相关就诊流程。

通过预检分诊、电话咨询等途径，减少患者到医院聚集。采用分时段就诊，医生在标准防护的前提下，进行一对一接诊，一次只能允许一名患者进入诊室，尽量劝说患者就诊时不要有过多陪伴人员。另外，在患者进入诊室进行诊疗之前，还需要再次进行体温筛查等。

在麻醉门诊区域工作，与手术室内麻醉操作时防护不同。在普通门诊工作时，门诊医生的防护应采用标准防护，建议戴医用外科口罩而不是普通口罩，建议戴一次性手术帽。除了穿白大衣之外，还建议穿洗手衣，避免穿便装，这样可增加安全性。在给患者进行体检以及可能接触体液的检查时，除了需要戴手套之外，还需要严格执行手卫生，及时洗手、消毒等。要配齐并且明确标识出手消毒液、手套、一次性检查床巾、洗手池、洗手液、生活垃圾桶、医疗废物桶等物品。在完成检查以后应及时摘手套，并执行手卫生，请注意，戴手套不能替代手卫生。如果接触患者体液或者伤口有污损时，建议进行七步洗手法洗手，常规使用手消毒液。注意进行诊室通风和环境消毒，且关注保洁员是否及时进行房间内的设备和物品消毒等。

二、手术室外麻醉个人防护

日益增加的手术室外麻醉工作，在疫情常态化的大背景下，给麻醉医师带来了更多的挑战。第一，工作地点分散，而且这些地点都不在手术室管辖范围，麻醉医师进行一些工作，如设备和物品的消毒、污染物品的处理等有一定困难；第二，这些诊区的医生、护士等医护人员一方面不熟悉麻醉工作，另一方面难以预料患者的未知情况，原因之一就是当下各大医院的一个普遍现象是预约时间很长，尤其是门诊胃肠镜检查患者大多需要经过一段预约时间才可以在麻醉下进行检查，时间可能多达数月，给防控工作带来诸多不确定性。第三，胃肠镜检查、支气管镜检查、介入治疗在检查、治疗及麻醉过程中，存在飞沫或者体液喷溅的风险，要求麻醉医师要提高感控防护的级别，建议按照医院总体部署有序开展手术室外的包括门诊检查和诊疗活动。

麻醉科与相关科室之间要加强沟通和了解，同时加强这些区域医护人员的培训，重点掌握对麻醉设备、耗材或者物品的消毒知识。对于具有高危传染风险的患者，建议到手术室内的负压手术间进行手术，而不应该在门诊区域进行手术。

对于一些有体液或者飞沫喷溅风险的操作，要加强防护，在标准防护基础上，使用医用防护口罩和护目镜、防护面屏，穿隔离衣，包括穿鞋套等。

三、外出麻醉会诊、访视、急诊插管时个人防护

在术前及术后访视、疼痛查房、普通病房工作时采用标准防护。隔离病房，建议除非必要情况下，可以采用电话访视或者远程视频方式，没有必要进入。

在外出急救插管时，按照分级、分类的标准进行防护。在普通病房和急诊室，对低危患者进行抢救和插管时，应采用加强防护；但是，在发热门诊或者隔离病房，尤其在收治确诊或疑似新冠肺炎患者的场所，一定要采取严密防护的措施，才能进入并进行有创治疗或者插管操作。

所谓"严密防护"，就是在加强防护的基础上，增加使用全面型防护器等有效的防护用品。全体医护人员要加强并定期练习穿脱隔离衣演练工作，防护用品"穿"很重要，实际上"脱"隔离衣更加重要。各种不规范的操作及动作，不仅可能导致自身的污染和感染，甚至导致周围环境的污染。

（李晓强 谭刚 执笔 李民 王古岩 任洪智 审校）

第三节 手术相关医疗辅助人员感染防控管理

手术平台作为抢救和进行手术的特殊场所，手术相关医疗辅助人员（以下简称医辅人员）的工作质量和手术中感染的预防密切相关。手术平台的医辅人员是控制医院感染的重要组成部分，要树立医辅人员正确的清洁、消毒、隔离的概念，以及规范处置医疗废物的方法，防止疾病传播。同时，为避免造成医源性交叉感染，污染环境，应大力加强对手术相关医辅人员进行医院感染知识培训及管理。

一、人员管理

1.落实属地化管理原则，自查、整改、做好记录。

2.加强医辅人员思想教育、纪律教育、职业道德教育，知晓自身在感控工作中的重要性。

3.掌握所管区域医辅人员信息档案，建立人员管理台账，做到可追溯、有记录。

4.工作服装整洁、鞋袜无渍、仪表规范、不留长指甲，不佩戴饰物。

5.就餐、沟通、更衣等情况避免人员聚集，人与人间距≥1米。

6.全员每日监测并记录体温。知晓体温异常标准（≥37.2℃），有员工发热后上报及处理流程。

7.对于集体宿舍环境要求整洁，不堆放杂物。

二、技能管理

1.正确佩戴合适的口罩、帽子，正确摘除、正确处置。

2.全员知晓正确佩戴手套方法，正确摘除，符合感控要求。

3.熟练掌握七步洗手法，知晓洗手时刻，手消起止日期及时间，定期全员考核，有记录，加强洗手。洗手是预防医院感染最简单、方便、经济、有效的措施。对于医辅人员来说，认真执行手卫生尤为重要。

4.全员知晓物表消毒的有效消毒液名称、浓度、使用注意事项。

5.生活区域每日定时通风≥2次/天，≥30分钟/次；活动区域房间内物表清洁消毒≥2次/天，地面≥2次/天，做好记录，可追溯，有落实依据。

三、院感知识管理

1.全员知晓区域划分要求及清洁区、半污染区、污染区位置，严格遵守区域划分原则。

2.全员知晓负压手术间位置，掌握进出原则。

3.全员培训防护服穿脱流程，定期有考核记录。

4.执行外省（市）返回医辅人员管理要求

（1）遵医院相关规定，持返回后规定天数内咽拭子核酸检测结果。

（2）返回后自测体温情况，有异常及时上报。

（3）出现不适症状及时上报，等待通知。

5.全员掌握医疗废物、生活垃圾分类原则，所有垃圾桶须加盖，严格执行，有检查记录。

6.全员知晓密切接触人员定义。

7.全员知晓新冠肺炎病毒传播途径。

医辅人员是医院运行管理链条的重要组成部分，与各区域患者、医护人员均有直接、间接接触，由于新冠肺炎具有很强的人际间传染性，切实加强医院工作人员特别是医辅人员的医院感染防控管理尤为重要。

四、实际操作指导

（一）日常清洁与消毒

消毒液配制：

1.高频接触点消毒可选用 500 mg/L 的含氯消毒液。

2.终末消毒地面擦拭消毒可选用 500 mg/L 的含氯消毒液。

3.污染物遗撒消毒可选用 8000 mg/L 的含氯消毒液。

4.污染物粪便消毒可选用 20 000 mg/L 的含氯消毒液。

5.注意事项：使用常温水配制消毒液，待消毒片完全溶化并搅匀后方可使用，有效期 8 小时或现配现用，消毒需作用 30 分钟后用清水再次擦拭。

（二）个人防护

1.七步洗手法：内、外、夹、弓、大、立、腕。

2.流动水洗手不少于 60 秒，速干手消毒不少于 30 秒。

3.一次性帽子遮盖所有头发、一次性医用口罩正确佩戴、手套包裹住衣袖。

（三）遗撒处理

1.圈定范围：发现污染物（如呕吐物、血渍、遗撒物）用"小心地滑"牌圈定安全范围。

2.做好个人防护：一次性医用帽子、一次性医用外科口罩、一次性医用手套，污染面大时穿隔离衣和鞋套。

3.准备工具和药剂遗撒处理包及毛巾、墩布、榨水车、台刷、簸箕、8000 mg/L 含氯消毒液等。

4.收取流程

（1）吸附覆盖：用处理包内干毛巾或纸巾吸附遗撒物，少量时直接装进医疗废物袋，大量时则用台刷簸箕套双层医疗废物袋由外向内收集污物。

（2）清除污物：使用 5000 mg/L 含氯消毒液向垃圾袋内喷洒消毒，消毒完成后，十字封口，贴好标签，扔进就近医疗废物桶。

（3）地面消毒：使用 5000 mg/L 含氯消毒液，对地面喷洒消毒 30 分钟后用清水墩布由外向内地面擦拭。

（4）干燥解禁：地面干燥后，撤"小心地滑"牌。

（5）工具处理：遗撒处理完成之后，重复使用的工具需要放入 8000 mg/L 的含氯消毒液中浸泡 30 分钟，墩布消毒后装垃圾袋到库房更换，由洗衣房统一再次清洗消毒。

（6）摘个人防护用品及手卫生：摘掉个人防护用品（先摘手套→手消毒→摘帽子→口罩）丢入就近黄色医疗垃圾桶里，再进行手卫生清洁与消毒：内、外、夹、弓、大、立、腕（流动水洗手不少于60秒，速干手消毒不少于30秒）。

（四）毛巾墩布推荐分区、分色使用

1. 毛巾分4种颜色：蓝色、绿色、黄色、棕色。

2. 墩布分3种颜色：蓝色、白色、绿色。

（1）按感控要求分等级：低度风险区、中度风险区、高度风险区、极度风险区

（2）风险区域：

①低度风险区：示教室、茶室、医生办公室、休息室（蓝色毛巾/蓝色墩布）。

②中度风险区：病房、通道（黄色毛巾/白色墩布）、护士站（专用绿色毛巾）。

③高度风险区：卫生间、污洗间、污梯厅（棕色毛巾/绿色墩布）。

④极度风险区：感染疾病科、核酸筛查门诊（专用毛巾与墩布）。

（五）医辅人员接送疑似新型冠状病毒肺炎患者手术流程（图2-3-1）

接到手术室转运患者通知，准备专用转运车辆（带两床夹单与点滴架）

做好个人保护：快速手消→戴医用防护口罩（密闭性检查）→戴护目镜（需防雾喷剂）→快速手消→穿防护服→戴无菌手套（内层）→戴全包围帽子→戴一次性外科口罩（外层）→戴防护面屏→穿两层鞋套→快速手消→穿一次性隔离衣→戴无菌手套（外层）→检查防护合格

与手术室老师核对患者相关信息。电话通知专用电梯。开窗，去相应科室接患者

到达病房后，前往护士站找联系护士接手术患者，在护士带领下进入病房（此过程与普通患者相同）

患者上转运车辆，护士核对信息无误后，离开病房前由护士电话通知电梯接车

医辅人员按指定线路从专用通道返回手术室。快速手消→穿鞋套→快速手消→给患者戴帽子进入手术间，告知巡回护士，待患者转移至手术床后，将擦拭后的转运车推至半污染区。医辅人员脱去外层隔离衣、口罩、帽子、手套消毒→擦拭专用通道地面→快速手消→戴全包围帽子→戴一次性外科口罩（外层）→穿外层隔离衣→戴手套在半污染区等候（其间不可离开等候区）

手术结束后，护士通知准备送回手术患者，医辅人员做好准备

打电话通知专用电梯，从专用通道送回病房

到达护士站后在护士指导下进入病房

协助患者过床

在病房指定地点脱隔离衣同时摘手套（外层）→快速手消→脱外层鞋套→快速手消→摘防护面屏（面屏浸泡于 2000 mg/L 含氯消毒液中）→快速手消→摘口罩（外层）→快速手消→摘全包围帽子→快速手消，再经专用通道将转运车推回手术间（离开前由病房护士通知专用电梯接转运车）

推转运床进入手术间，交于保洁人员对转运车辆进行消毒

快速手消→出污染区到半污染区→快速手消→松第二层鞋套→快速手消→脱防护服，手套（内层），第二层鞋套→快速手消→脱护目镜（浸泡于 2000 mg/L 含氯消毒液中）→快速手消，进入清洁区，快速手消→脱医用防护口罩→快速手消→脱帽子→快速手消→更换刷手衣、戴帽子口罩、穿外出服、鞋套→快速手消，从专用通道出去回手术室生活区沐浴更衣

↓

清洁结束后如需要工作可重新穿戴后进入手术室工作，如工作结束可请护士签字离开

图 2-3-1 医辅人员接送疑似新冠肺炎患者手术流程

五、疫苗接种

当前，新冠肺炎疫情仍在全球流行，国内疫情存在散发情况，因此必须通过接种新冠病毒疫苗，让更多的人获得免疫力，获得保护力。接种疫苗是防控新冠肺炎疫情最有效的手段。作为医院中流动性较大的人群，更应积极接种新冠病毒疫苗，切实落实各项防控要求。

（一）疫苗接种

1.疫苗接种应贯彻"应接尽接"接种策略，适用对象为18岁以上人群，填写知情同意书。新冠病毒疫苗可用于预防新冠病毒感染所致的疾病。接种人群：目前获批紧急使用的新冠病毒疫苗接种对象已扩大到3周岁以上人群。

2.目前临床使用的两剂次新冠病毒疫苗为灭活疫苗，第三剂疫苗是重组五单位疫苗。第2剂尽量在接种首剂后8周内完成，第3剂尽量在接种首剂后6个月内完成。

3.受种者接种疫苗后应在专门区域观察20~30分钟，出现不适及时报告。

4.暂不推荐与其他疫苗同时接种，其他疫苗与新冠病毒疫苗的接种间隔应大于14天。

5.完成国药中生北京公司、北京科兴公司、国药中生武汉公司的灭活疫苗和天津康希诺公司的腺病毒载体疫苗全程接种满6个月的18岁及以上人群可进行一剂次的加强免疫接种。

（二）接种后处理

1.预防接种异常反应或者疑似预防接种异常反应（adverse events following immunization，AEFI）：接种科室一旦发现职工预防接种异常反应或疑似预防接种异常反应，应积极救治并配合上级调查，按规定填写并上报 AEFI 个案报告卡，24 小时内报告区疾控中心，并在 1 个工作日内上报疾控科。

2.一般预防接种后副反应：接种科室应建立预防接种副反应及异常反应登记本，做好职工的解释疏导工作。

六、新冠病毒核酸检测

核酸检测是查找患者呼吸道标本、血液标本或粪便中是否存在外来入侵的病毒核酸，以确定是否被新冠病毒感染。故核酸检测阳性可以作为新型冠状病毒感染确诊的标准之一。核酸检测频次根据相关规定完成，一旦发现核酸检测阳性，立即隔离，上报医院及疾控中心，后续处理按照国家规定进行。任何人不得隐瞒、缓报或者谎报疫病史、疫情严重地区旅行史、与确诊或者疑似患者接触史。

采集时注意：

1.为避免出现呕吐情况，采样前 2 小时勿进食。

2.为避免影响检测结果，采样前 30 分钟勿吸烟、喝酒、嚼口香糖。

3.采样前，告知采集人员既往病史，如鼻腔手术、鼻中隔偏曲、血液病史等。

4.现场取样：听从现场人员安排，保证 1 米以上安全距离。

5.咽拭子采样时，头后仰，尽量放松，深呼吸，充分暴露咽喉部。鼻拭子采样时，精神放松，头后仰 70°，深吸气后采样。

人群中开展新冠病毒核酸检测，对早诊早治、疫情防控和复工复产具有重要意义。

特别强调：

1.防护用品：一次性手术医用外科口罩、防护服、手套、隔离服、两层鞋套、护目镜。

2.穿防护服与隔离服时，开始步骤与特殊步骤需要手消。

3.送手术患者后属于污染操作，每个步骤需要进行消毒，并注意内外侧不可碰到。

4.严格执行七步洗手法（时间）。

5.注意接送前电话通知电梯接送转运车，搬运员工做好防护。

6.运送患者结束后，每天监测个人体温，如有发热或其他症状及时上报，及时就诊筛查。

（张静　郑虹彩　执笔　邓述华　李葆华　审校）

第四节　围手术期患者及陪伴家属感染防控管理

在医院感染预防和控制的工作中，患者及陪伴家属的管理尤为重要。围手术期患者及陪伴家属感染防控管理可以分为院前感染筛查、住院期间的患者和陪伴家属管理及出院后随访等几个部分。

一、院前感染筛查

感染的早期筛查是保证患者安全，预防医院内感染暴发的主要前提。住院患者可以在院前通过新型冠状病毒核酸检测和胸部影像检查来筛查是否存在感染风险。同时，门诊诊疗前进行流行病学调查，避免有疫情接触史的患者进入住院病房。护士须根据患者感染筛查情况确定患者住院床位，可以根据患者不同接触情况采取相应的隔离措施，避免院内感染的发生。院前明确感染的患者按防控要求上报，转至指定医疗机构进行治疗。医院每个科室应备有隔离间来应对确诊／疑似新型冠状病毒感染的患者隔离时使用。

二、住院期间患者和陪伴家属管理

(一)患者问诊

询问患者既往病史,是否存在新型冠状病毒感染的相关症状,要进行流行病学调查,排除患者疫区接触史。要根据疫情发展趋势和防控要求,对住院患者进行新出现感染高风险地区的筛查。

(二)陪伴家属筛查

陪伴家属筛查同患者院前新冠肺炎筛查要求,入院时进行流行病学调查,排除患者疫区接触史。固定陪伴家属,禁止随意更换,陪伴期间不得离开病房。如必须更换家属时,应全部按照相关规定,完成所有新冠肺炎筛查内容,与原家属在病房门口交接。

(三)发现异常感染情况上报

患者或陪伴家属出现新冠病毒感染的相关症状,要通知医生,明确是否感染,排除感染期间应隔离间单间隔离,同室其他患者和家属做好临床观察。及时上报医院感染办和疾控科进行进一步的处理。

(四)住院期间限制患者和陪伴家属活动范围

尽量避免人员之间的非必要接触,禁止患者和陪伴家属在其住院床位以外的病房活动,外出检查需家属陪同时,明确指导在病房和检查地点两点一线的活动,禁止去其他区域,同时须医辅人员陪同监督陪伴家属行为。在公共区域做好患者和陪伴家属防护,要求全程佩戴口罩,与其他人相隔1米间距,禁止身体间接触,指导接触他人物品前后要洗手,返回病房后洗手。

（五）感染防控宣教

患者及陪伴家属对感染防控较为陌生，入院时须进行相关感染防控宣教，取得配合。可以通过发放《入院感染防控宣教手册》和住院期间广播等方式，提醒患者及陪伴家属住院期间佩戴口罩、勤洗手，并得到患者和家属配合。入院时指导患者和陪伴家属正确洗手和佩戴口罩的方法。

（六）患者及陪伴家属外出管理

非必要禁止患者及陪伴家属外出病房，因检查和特殊情况需要外出者，避免接触其他人员，限定路线和时间，全程须佩戴口罩，返回病房要洗手。同时，家属出入病房要有记录，可以使用健康宝扫码等方式记录。

（七）明确病房探视和陪伴制度

制订病房探视和陪伴制度，制度中明确陪伴家属要求，陪伴时需要遵守医院规章制度，须配合医院管理。护士长要减少病房患者陪住率，以尽可能减少病房人员聚集。要求每个患者限定一人陪伴，同时固定陪伴人员，禁止随意更换陪伴人员。

三、出院后随访

通过随访要了解出院患者和陪伴家属存在感染的情况，及时上报医院感染办，同时积极配合疾控科进行相关新冠病毒核酸筛查。

四、示例

（一）新冠肺炎疫情防控期间入院患者及陪住人员进入病房流程（图 2-4-1）

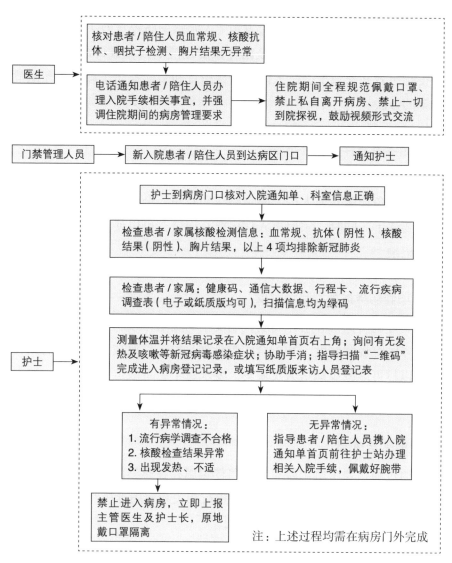

图 2-4-1　新冠肺炎疫情防控期间入院患者及陪住人员进入病房流程

（二）新冠肺炎疫情防控期间住院患者陪住管理制度

1. 凡属下列情况之一者，均禁止陪住。

（1）体温＞37.2℃者。

（2）有干咳、乏力、鼻塞、流涕、咽痛、结膜炎、肌痛、腹泻、嗅觉减退或丧失、味觉减退或丧失等症状之一者。

（3）14日内，来自外省（市）风险区域、国外、本省（市）中高危风险地区者。

（4）14日内，曾与确诊或疑似病例接触者。

（5）14日内，曾与发热或咳嗽的人员接触者。

（6）14日内，曾在确诊病例报告社区居住者。

2. 确需陪住时，需根据医院疫情防控管理要求完成新冠肺炎筛查：胸部影像学、核酸、抗体、血常规。

3. 病房主管医生和护士长根据病情决定，确需陪住的只能安排1名家属，固定陪住，不可私自换人，否则取消陪住资格，情节严重者，患者按自动出院处理。

4. 确认陪住人员已根据医院疫情防控管理要求完成流行病学调查、新冠肺炎筛查。且健康码为绿码，进行体温测量、手消，准确、如实填写陪住人员信息后方可进入病房。填写陪住腕带（病房、床号、佩戴日期）并协助陪住者佩戴。停止陪住时将陪住腕带毁型回收。

5. 每日安排体温测量2次及新冠肺炎相关症状观察并记录，住院患者陪住者在陪住期间体温异常，需到发热门诊就诊，不得再返回病房，护士要追踪检查结果。

6. 做好陪住人员健康教育，监督指导陪住人员陪住期间，不得进出其他病室，与其他人员（除外被陪住患者）保持1米以上安全距离，勤洗手，正确佩戴口罩，除进餐、饮水、洗漱时外须全程佩戴。

7.告知在院期间的饮食要求，三餐只能订医院食堂餐食，不得点外卖或让家里人送餐，与病室内其他人员错时就餐。就餐时，注意在指定位置，避免聚集。

8.禁止陪住人员在陪住期间外出，如有特殊情况，做好评估和记录，陪住人员返回病房时，须再次测量体温。

9.维持陪住期间的正常诊疗护理秩序，在医生护士为患者进行查房、治疗、护理期间，请陪住人员于病室外分散等候，不得聚集。

10.告知并监督陪住人员不得自行改动患者的诊疗方案。

11.告知陪住人员必须遵守医院病房的有关规章制度，听从医护人员的指导，不得擅自翻阅病历和其他医疗记录；不得到病房浴室洗澡、蒸煮食品、洗衣服；不得随地吐痰、吸烟、乱丢果皮纸屑；不得在病房内大声喧哗；爱护公共财物；节约用水，如损坏公物按价赔偿。

12.告知患者及陪住人员严禁探视，鼓励通过视频通话、电话等方式进行交流。

（金姬延　杜海明 执笔　李葆华　张静　郑虹彩 审校）

参考文献

北京大学第三医院.新型冠状病毒肺炎诊疗和防控方案(第九版).2020, 8: 40, 162-163.

第三章 手术部净化系统的感染防控要求

第一节 负压手术室

对于合并有新型冠状病毒感染（疑似）或经呼吸道传播疾病的急诊手术，为避免病原体对手术环境的污染造成传播，应在负压洁净手术室内完成。

一、负压手术室简介

1. 概念

负压手术室是通过空气洁净系统调节送风量和排风量之间的差值，使手术室内空气压力低于室外的压力，形成压力梯度，迫使空气从室外向室内流动，室内污染空气通过回风口的高效过滤器排除，从而有效控制室内污染空气对外界环境的影响。负压手术室内压力要低于室外 5 Pa 以上。负压洁净手术室除用于新冠肺炎、严重呼吸综合征（SARS）、肺结核、麻疹、水痘、甲型 H1N1 流感等呼吸道传染病以外，还用于收治特殊感染手术，如铜绿假单胞菌感染伤口、气性坏疽和破伤风患者的手术及不明原因的感染手术。

2. 建设布局

负压洁净手术室应位于手术部相对独立的位置，或位于手术部的一端，尽可能自成一区，有独立出入口；并在出入口配有缓冲间，以保证负压手术室的隔离封闭；内部应设独立的刷手间。

3.净化系统

负压手术室的净化系统应符合《医院洁净手术部建筑技术规范》（GB50333—2013）要求，见图 3-1-1。

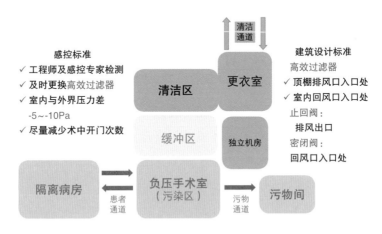

图 3-1-1　负压手术室净化系统

（1）负压手术室应采用独立的全新风、全排风的直流净化空调系统，新风口和排风口要有一定距离，严防排风口空气泄漏，导致送风口的空气污染。

（2）排风口的入口处和室内回风口入口处均必须安装高效过滤器，并应在排风出口处设止回阀，高效过滤器的安装应符合现行国家标准《洁净室施工及验收规范》（GB50591—2018）。

（3）手术室门口安装压力表，以便于监测室内压力。

二、负压手术室的感控管理

1.手术物品和人员

（1）实施新冠肺炎患者或经呼吸道传染疾病患者及严重污染手术，应提前准备好术中需要的仪器、设备、器械和药品，并尽量选用一次性物品，仪器设备可用塑料布包裹。

（2）确定参与手术的手术医生、麻醉医师和手术护士人数，并确定一名外联护士，负责保障术中临时取药、取血等术中急需物品的供应，杜绝人员参观手术。

（3）手术开始后，尽量避免人员流动和开启手术门，参加手术人员根据所实施的操作、感染的风险，采取相应级别的防护措施（二级防护或三级防护）。

（4）为避免交叉感染，建议医护人员站位于顶棚送风口下主流区内，避开回风口，防止迎着污染空气排放流向站位。

2.围手术期感控管理

（1）空气净化系统应在手术开始前30 min开启，持续到手术结束后30 min。部分综合医院设有正负压转换手术室，特别注意调整到负压模式，并检查其风速、压力、相对湿度等指标是否满足手术级别要求。

（2）手术室门口悬挂黄色"空气隔离"或粉色"飞沫隔离"标识，杜绝无关人员进入。

（3）参加手术人员在进入手术室前穿戴好防护用品，手术结束后按照流程正确脱掉防护设备后，回到洁净区。

（4）手术结束后

①医疗废物的处理：手术中所产生的废弃物，按照《医疗废物管理条例》《医疗卫生机构废物管理办法》《关于做好新型冠状病毒感染的肺炎疫情期间医疗机构医疗废物管理工作的通知》均应按照感染性医疗废物进行处理（包括：利器盒一术一用，术毕将利器盒封闭），放入双层黄色医疗垃圾袋中，采用鹅颈结式封口，分层封扎，每层表面均采用有效氯1000 mg/L的含氯消毒液喷洒消毒；包装袋外标注"新冠肺炎"，密闭转运，专人交接，做好登记。如果医疗废弃物中包含大量血液、组织液等液体，可额外增加黄色垃圾袋层数，防止医疗废物

泄漏。清洁区产生的医疗废物按照常规的医疗废物处理。

②复用物品处理：手术器械参照《医院消毒供应中心 第2部分：清洗消毒及灭菌技术操作规范》（WS310.2—2016），遵循先消毒、后清洗、再灭菌的原则，将手术器械置于盛有有效氯2000~5000 mg/L含氯消毒液的密闭转运箱内，再放入双层防渗漏收集袋，采用鹅颈结式封口，分层封扎，包装袋外标注"新冠肺炎"标识，并注明开始浸泡时间，浸泡消毒时间60 min。电话通知消毒供应中心及时收取，进行后续处理。复用防护用品，如护目镜等应直接放入盛有有效氯1000~2000 mg/L含氯消毒液的容器内浸泡。

③负压手术间：术后关闭负压净化系统，对手术室进行终末消毒，依据《医院空气净化管理规范》（WS/T368）的要求，使用喷雾消毒液喷洒3%过氧化氢或0.2%过氧乙酸，按照10~20 ml/m³（1 g/m³）计算，喷雾时按照先上后下、先左后右、由里向外、先表面后空间、循序渐进的顺序依次均匀喷雾。喷雾前将麻醉机、监护仪等仪器设备进行隔离屏障的保护。喷雾密闭2 h后，打开净化系统，进行环境物表擦拭，净化时间≥30 min。

④手术环境和物表被污染应随时处理，少量污染物可用一次性吸水材料蘸取清除，再用有效氯5000~10000 mg/L的含氯消毒液（或使用能达到高水平消毒的消毒湿纸巾）擦拭；大量污染物应使用一次性吸水材料完全覆盖后再用有效氯5000~10000 mg/L的消毒液倒在吸水材料上，作用30 min以上，再清除干净。

⑤物表消毒：依据《医疗机构环境表面清洁与消毒管理规范》（WS/T512—2016）和《医疗机构消毒技术规范》（WS/T367—2012）的要求，地表使用有效氯2000~5000 mg/L的含氯消毒液擦拭，保持30 min后用清水拖地；器械车、仪器设备、操作台等表面，使用有效氯1000~2000 mg/L含氯消毒液擦拭，保持30 min后再用清水擦拭。

⑥开展过传染性强的患者手术，负压手术间回风口高效过滤器请医院感染管理部门评估是否需要更换。如实施疑似或确诊新冠肺炎患者手术后，先应使用 2000 mg/L 的含氯消毒液擦拭回风口和排风口，30 min 后再由专业人员更换高效过滤器，废弃的高效过滤器直接放入医疗废物包装袋按相关规定处理。

⑦如果实施常规的连台手术，按照净化手术室管理制度进行终末消毒后处理，自净时间常规不少于 30 min。

⑧实施病原体不同的手术或需要正负压转换时，术后要对手术间进行彻底消毒，并在转换后的第 1 台手术前，请院感控科进行环境监测，空气中细菌菌落总数 ≤ 4 cfu/（15 min，直径 9 cm 平皿），符合 GB 50333 的要求，且达到《医院负压隔离病房环境控制要求》（GB/T 35428－2017）规定的标准。

三、负压手术室管理要求

1. 由专业机构或团队对手术室护士长、专科护士及设备管理专职人员等开展相关培训，了解手术室净化空调系统设置及参数要求，并协同专职工程师落实对净化空调系统的定期检查、维护与管理，并制定运行手册，有检查和记录。

2. 日常维护和监测：负压手术室实行环境污染控制指标日常动态监测，空气中细菌菌落总数监测每 3 个月进行一次，压差实施运行动态监测，相对湿度每周测定 1 次，并有污染控制指标日常监测数据记录。定期检查回风口过滤网，每周清洁一次，每年更换一次。如遇特殊污染，用消毒液擦拭回风口内表面并及时更换。

3. 年检：由有资质的工程质检单位进行年检，末端高效过滤器宜每年检查一次，当阻力超过设计初阻力 160 Pa 或已经使用 3 年以上时宜更换。

（徐晨　凌宾芳　执笔　米卫东　刘炜　张宏　审校）

参考文献

1. 李素英, 武迎宏, 吕超英, 等. 医院负压手术室污染控制[J]. 中华医院感染学杂志, 2007, 17(7): 834-835.
2. 中华人民共和国卫生部. 医院空气净化管理规范: WS/T368-2012. 2012-04-05.
3. 郭莉. 手术室护理实践指南(2020年版)[M]. 北京: 人民卫生出版社, 2020: 199-207.
4. 陈亚丽, 张淑利, 张增梅, 等. 新型冠状病毒肺炎患者急诊手术 手术室管理策略与建议. 西安交通大学学报(医学版), 2020, 41(3): 447-450.

第二节　麻醉后恢复室感染防控

　　麻醉后恢复室（post-anesthesia care unit, PACU）是麻醉医师和麻醉护士对麻醉手术后患者集中严密监测, 继续治疗直至麻醉不良反应消除、生命体征恢复稳定的医疗单元。承担患者从严密监护的手术室转回普通病房的衔接工作, 对保障术后患者安全、提高手术室工作效率有非常重要的作用。PACU 与手术室比较有环境相对开放、恢复床位集中、患者周转快流动性大、医护相对聚集等特点; 同时也具有患者术后因病情发生变化, 需紧急气管插管的可能。为减少 PACU 中的交叉感染风险, 新冠肺炎疫情期间, PACU 不允许收入疑似或确诊新冠肺炎患者。

一、感染控制管理

（一）人员感染控制管理

　　1. PACU 工作人员感染控制培训

　　所有 PACU 工作人员需接受新冠肺炎诊疗、院内感染防控的培训和考核。包括标准预防、隔离措施、分级预防、手卫生、医疗废物分类、职业防护等。将"标准预防"的核心理念、流程及细节作为上岗前培训考核的重点内容, 要求医护、医辅人员必须掌握。

　　2. PACU 工作人员配备

　　精减工作人员, 非必要不进入麻醉后恢复室, 降低因人员流动和聚集造成的感染风险。

3. PACU 工作人员感控管理，实施标准预防

（1）着装要求：穿工作服，佩戴一次性帽子、正确佩戴外科口罩，按要求佩戴手套。

（2）严格落实洗手和手卫生，要求每床配备手消毒液和干手纸巾等卫生设备。

（3）按照《新型冠状病毒肺炎防控方案》定期进行核酸检测并完成疫苗接种。

（二）环境、设备、器械的消毒与管理

1. PACU 按照《医院空气净化管理规范》，进行通风和空气消毒。严格执行《医疗机构消毒技术规范》并参考《麻醉相关医院感染控制》，对地面和设备进行消毒。

2. 环境消毒。每日在工作开始前和结束后均应进行物表、空气等环境消毒，间隔床位收入患者，床单位间隔应 ≥1 m。转出患者的床位预留足够的消毒时间。对卫生员工作质量进行必要监督。

3. 设备和物品消毒要求

（1）消毒方法：非传染患者使用 500~1000 mg/L 含氯消毒液；传染或感染性疾病患者使用 2000~5000 mg/L 含氯消毒液，方法包括浸泡法、擦拭法、喷洒法。

（2）消毒频次及范围：当日工作开始前及工作结束后对所有仪器、台面及地面进行消毒；每位患者转出后对床单位的仪器设备和物品进行消毒。

（3）PACU 尽量使用一次性医疗物品（器械、器具），避免重复使用；如需重复使用的物品交由医院中心供应室统一消毒。被患者血液、分泌物、痰液等污染的物品根据医院院感规定进行消毒处置。

二、PACU 患者进出制度及停留期间管理方案

（一）PACU 入室要求

新冠肺炎疫情防控期间 PACU 不接收确诊或疑似新冠肺炎患者，不接收保留气管插管等气道开放的患者，避免拔管或其他气道操作所引起的患者呛咳，导致在 PACU 开放空间内的相互污染及交叉感染。患者转入 PACU 时应接受体温检测，对于异常体温的患者，给予溯源排查相关新冠肺炎的入院筛查信息。

（二）患者 PACU 停留期间管理

1. 限制收治患者数量，保持 1 米床间距，减少感染风险。

2. 患者进入 PACU 必须全程佩戴医用口罩，连接鼻导管吸氧后将口罩复位。

3. 常规进行重要生命体征的监测和危急值的识别、报告及术后疼痛的评估。

4. 常规处理术后早期并发症。

5. 需要高风险操作的患者要与其他患者分开，给予单独处置。

（三）出室标准

根据患者情况，按照 Steward 苏醒评分、Aldrete 评分标准，以及各医院 PACU 的出室标准进行。

三、PACU 患者转运管理

1. 转运人员需佩戴医用外科口罩，穿戴外出工作服，一次性鞋套。

2. 根据患者苏醒情况及手术情况选择转运的人员及人员数量。

四、紧急插管方案

PACU 患者如需紧急插管，应再次核实患者流行病学史、临床表现、影像和实验室检查结果，按照《新型冠状病毒感染疫情期间急诊气管插管分类管理流程》(图 3-2-1) 和《COVID-19 危重型患者气管插管术的专家建议解读》中的相关方法实施气管插管。

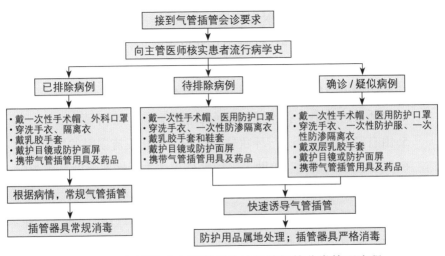

图 3-2-1　新冠肺炎疫情期间急诊气管插管分类管理流程

评估为正常气道的患者，尽量避免清醒气管插管，采用改良快速序贯诱导经口明视气管插管，即患者意识消失后，立即给予足量的肌肉松弛剂，快速起效，消除咳嗽反射，创造最佳的气管插管条件，快速完成气管插管，减少无呼吸时间，避免加重低氧血症。

1.优化患者体位。普通患者采用垫枕嗅物位，肥胖患者采用头高位和斜坡位。

2.预充氧 5 min。对于正在进行高流量鼻导管氧疗的患者，建议用面罩＋简易呼吸器扣在患者口鼻部，口鼻部盖两层盐水纱布（以不影响呼吸同时不全部坠入口腔为宜），必要时面罩通气；对于正在进行无创通气的患者，建议改成100％的氧气，无创通气5 min，同时备好面罩和简易呼吸器，简易呼吸器连接储气囊和供氧管。

3. 静脉注射咪达唑仑2~5 mg和小剂量依托咪酯（血流动力学不稳定患者）或小剂量丙泊酚（血流动力学稳定患者）进行诱导。可静脉注射适量瑞芬太尼（首选）或芬太尼，减少气管插管反应。患者意识消失后，立即静脉注射罗库溴铵1 mg/kg（首选）或琥珀酰胆碱1 mg/kg，1 min后使用一次性喉镜片和可视喉镜行气管插管。插管成功后，气囊注气，连接呼吸机。注意：有高钾血症的患者禁用琥珀酰胆碱。使用罗库溴铵，有条件时可备舒更葡糖钠。

4. 在诱导过程中，行小潮气量面罩正压通气，维持氧合。

5. 由有经验的助手，行环状软骨加压，防止反流误吸的发生。

6. 气管插管困难时，由助手采用喉外手法推压喉部帮助显露声门，或联合使用一次性可视管芯进行气管插管。

7. 在气管插管过程中，患者无自主呼吸不能进行面罩通气。如果插管困难，插管时间延长，将加重低氧血症，有条件时可给予经鼻高流量氧气，避免进一步加重低氧血症，但存在产生飞沫和气溶胶，增加医护人员病毒感染的风险。

8. 如需吸痰，采用密闭式吸引器进行吸痰，避免开放式吸痰。

做好应对未预料的困难气管插管的准备：

1. 如气管插管失败，应立即置入第二代喉罩或可视喉罩保证通气，再通过喉罩用可视插管软镜引导行气管插管或通过可视喉罩行气管插管。

2. 如气管插管失败、喉罩置入失败，立即建立经环甲膜的有创气道，保障通气。

3. 推荐使用经环甲膜有创气道设备，如 4 mm 的经环甲膜穿刺套件和经环甲膜切开插管技术［使用尖刀片、软探条和 ID（导管内径）5~6 mm 的气管导管经环甲膜切开插管］。

4. 在诱导气管插管过程中，监测血压、心率和脉搏血氧饱和度，适时通过补充液体和给予心血管活性药物，处理气管插管过程中的心血管反应，维持血流动力学的稳定。

5. 确保呼吸机的呼气端与呼吸回路和面罩之间或面罩和简易呼吸器之间，加装呼吸过滤装置。

6. 气管插管后确认气管导管位置正确。通过可视喉镜直视气管导管通过声门，可视插管软镜看到气管环或隆突，通过呼气末 CO_2 波形、脉搏血氧饱和度、观察胸廓起伏情况和气管导管在声门或门齿的刻度确定气管导管的位置，避免过深或过浅。

7. 机械通气妥善固定气管导管。

8. 所有气道工具必须封装于双重密封袋并消毒处理。

PACU 患者意外确诊新冠肺炎处理方案：

科室在遵照相应应急处置预案上报医院的同时，立即通知麻醉科手术室及时做好后续的系列防控与隔离措施：

1. 按照《关于分区、分类、科学防控新冠肺炎疫情的工作建议（第七版）》启动相关应急预案和工作流程，按规范要求实施及时有效隔离、救治和转诊。

2. 患者若在 PACU 中，立即就地设置应急隔离病室，梳理与此患者共同在 PACU 的人员及去向上报医院，按疑似病例处理。确保同时在室患者的安全，做好心理安抚工作。

3. 患者转出后按《医疗机构消毒技术规范》对其接触环境进行终

末处理。

4.筛查密切接触者（医务人员和患者），进行医学观察。

（刘炜　王会文 执笔　韩如泉　徐晨　王恩真 审校）

参考文献

1. 李茜，殷小容，朱涛. 新型冠状病毒肺炎期间PACU管理建议. 麻醉安全与质控, 2020, 4(2):63-65.

2. 北京市临床麻醉质量控制和改进中心专家组. 麻醉科防控新型冠状病毒肺炎工作建议(第1版). 麻醉安全与质控, 2020, 4(1):1-4.

3. 左明章. COVID-19危重型患者气管插管术的专家建议解读. 围手术期新冠肺炎防控资料汇编, 2020, 4.

第四章　仪器设备、器械消毒管理

第一节　手术平台仪器设备消毒管理

一、消毒管理原则

1.仪器设备的消毒按照设备结构分为表面消毒和内部消毒，仪器设备表面可用含氯消毒液消毒，以均匀潮湿为度。

2.不耐腐蚀的设备表面用75%乙醇擦拭消毒。

3.不能采取以上消毒方式的设备可用透明薄膜袋密封，每次更换。

4.仪器设备台面用清洁布巾或消毒布巾擦拭。

5.有管腔和表面不光滑的物品用清洁剂浸泡，手工刷洗或超声清洗。

6.能拆卸的复杂物品应拆开后清洗。

二、常用消毒方法

(一)空气消毒技术

对于空气消毒，推荐使用气体、汽化、雾化或紫外线消毒设备，使用浓度和作用时间根据相应规定或厂家说明书确定。建议密闭环境中用浓度 500 mg/L 二氧化氯消毒液作用 30~60 min，按 20~30 ml/m^3 计算用量，或用浓度为 15~30 g/L 的过氧化氢气溶胶喷雾作用 60 min，紫外线灯照射至少 60 min。

（二）物体表面消毒技术

对于物体表面消毒，推荐使用含氯消毒液擦拭消毒。应用含氯消毒液进行常规物体表面擦拭消毒时，使用浓度为 500 mg/L，疫源地消毒浓度为 1000~2000 mg /L，有明显污染物时消毒浓度为 2000~5000 mg/L，作用时间为 10~30 min。

三、常用消毒液

新型冠状病毒对常用物理和化学消毒因子都比较敏感，最常用的紫外线和热力等物理方法以及 75% 乙醇、含氯消毒液、过氧乙酸和三氯甲烷等脂溶剂均可有效灭活病毒。其中，医疗机构常用空气消毒方法包括二氧化氯气体、气化过氧化氢和紫外线消毒等；常用物体表面消毒液包括含氯消毒液、二氧化氯消毒液、过氧乙酸消毒液等。

（一）含氯消毒液

含氯消毒液主要依靠溶于水后产生的次氯酸的氧化作用、新生氧的氧化作用和活性氯对菌体蛋白的氯化作用起到杀灭细菌、真菌和病毒作用。含氯消毒液的杀菌谱广、合成技术简单、价廉、使用方便等多种优势使其成为医疗机构广泛应用的物体表面消毒液。

（二）过氧乙酸

过氧乙酸消毒液的强氧化性可以破坏微生物体内氨基酸和酶的活性，损伤核酸，最终达到杀灭细菌繁殖体、真菌、病毒、分枝杆菌和细菌芽孢等微生物的效果。过氧乙酸消毒液可通过浸泡、喷洒、气溶胶喷雾和熏蒸方法用于物体表面和空气消毒，但其对黏膜和皮肤的刺激性需要注意。

（三）过氧化氢

过氧化氢也属于强氧化剂，可破坏微生物的通透性屏障，从而达到杀灭细菌繁殖体、细菌芽孢、真菌、病毒和分枝杆菌等微生物的作用，且分解后仅产生氧气和水。过氧化氢的强杀菌能力、弱刺激性、低腐蚀性、容易气化、消毒后不留毒性等优点使其成为优秀的空气消毒液。目前，过氧化氢在医院中除常规 30g/L 浓度的过氧化氢消毒液（俗称双氧水）之外，主要用于气溶胶喷雾和气化过氧化氢消毒机以及消毒湿巾等。

四、手术平台仪器设备的清洁与消毒

（一）手术间环境消毒

对确诊或疑似新冠肺炎患者使用过的手术间，应按照"特殊感染手术间处理"的流程进行充分消毒。消毒前，应使用保护套将手术室内精密仪器进行保护，以免腐蚀，关闭层流和送风。使用过氧乙酸/过氧化氢喷雾消毒器喷雾消毒 2 h。手术间至少关闭 2 h 以上，才可以开启层流与通风。有血液、体液遗撒的地面应使用 2000~5000 mg/L 含氯制剂覆盖消毒，保持 30 min 后再用清水拖地。

（二）手术间设备消毒

手术间器械台、操作台、监护仪、注射泵、手术床、手术灯、遥控器、转运床、麻醉机、腹腔镜等手术用设备表面，使用 1000~2000 mg/L 含氯消毒液擦拭，保持 30 min 后再用清水擦拭；如被患者血液、体液等污染，使用 2000~5000 mg/L 含氯制剂擦拭至无污迹，保持 30 min 后再用清水擦拭。

（三）麻醉机内呼吸回路消毒

感染患者建议采用复合醇消毒机对内呼吸回路进行消毒，复合醇消毒机使用的消毒液为乙醇，将乙醇以气压式等离子雾化分布于麻醉机内呼吸回路。使用时将麻醉机内呼吸回路与消毒机回路通过螺纹管进行对接，无须拆卸麻醉机。雾化消毒 10 min，解析干燥 20 min，即可完成消毒。其主要特点及注意事项如下：①对麻醉机内呼吸回路和部件无腐蚀性，使用方便；②能达到中、高水平消毒效果；③建议消毒前，仔细阅读麻醉机说明书，并请麻醉机厂家技术人员指导。此外，也可以在呼气端及吸气端同时使用呼吸通路过滤器。首选高效低容量的疏水性过滤器，以使细菌和病毒清除率＞99.999%，每 3~4 h 更换一次。

（四）手术间空调净化系统消毒

使用后的手术间回风口、排风口粗效滤网用浓度为 1000~2000 mg/L 的含氯制剂浸泡 30~60 min，清洗后备用；对于完成高感染风险手术的负压手术间，净化控制系统为全新风全排风的直流系统，术后应更换排风口处高效过滤器；如带部分循环风（即部分回风）的净化系统，术后应更换下排风口的高效过滤器、上排风口的中效过滤器及回风口的中效过滤器。更换过滤器时工作人员需做好个人防护。

术后手术间环境消毒操作流程见图 4-1-1。

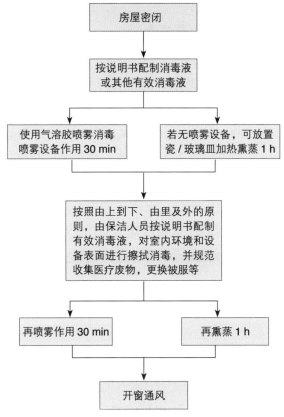

图 4-1-1 术后手术间环境消毒操作流程

第二节 手术平台器械消毒管理

一、一次性物品的处理

手术用一次性物品，如气管插管、吻合器、高频电刀、双极电凝等用物，手术结束后应装入双层黄色医疗废物袋，鹅颈式包扎，放入密闭容器内，并配上新冠肺炎标识，由医院专人处理。

二、非一次性器械的清洁与消毒

（一）手术器械的处理

对疑似或确诊新冠肺炎患者使用后的可复用器械、器具和物品，为防止感染扩散，应在手术间内进行消毒处理后再进行转运。可将手术器械放入盛有 1000~2000 mg/L 含氯消毒液的专用整理箱内，密闭浸泡 30~60 min；消毒后的手术器械放入防渗漏医疗废物专用包装袋内，粘贴"新冠病毒感染器械"字样标识，按污染器械处理流程密闭式转运至供应室，并做好交接；灭菌首选压力蒸汽灭菌，不耐热物品可用低温灭菌；使用后的转运箱应用 1000~2000 mg/L 含氯消毒液浸泡、擦拭，作用 30~60 min 后用清水清洗、擦拭、干燥、备用。

（二）麻醉物品的处理

1. 喉镜

如果条件允许，建议使用一次性喉镜片。对于重复使用的喉镜片，建议在清洗后采用浸泡法消毒。使用后用 1000~2000 mg/L 含氯消毒液浸泡 30 min 后清水擦拭。注意镜柄、显示屏也需要进行清洁、消毒，建议采用擦拭法消毒，方法同听诊器的消毒方法。

2. 可视软镜、纤维支气管镜和超声探头

使用后的可视软镜、纤维支气管镜和超声探头，可在手术间先用 1000~2000 mg/L 含氯消毒液擦拭消毒，消毒后放入防渗漏医疗废物专用包装袋内，粘贴"新冠病毒感染器械"字样标识，按污染器械处理流程密闭式转运至供应室或内镜消毒中心，按照《软式内镜清洗消毒技术规范》的要求进行消毒或灭菌。

3. 其他物品

对疑似或确诊新冠肺炎患者使用后的听诊器和血压计袖带，在清洁的基础上，用 1000～2000 mg/L 含氯消毒液擦拭消毒，30 min 后用清水擦拭。

（孙育红　赵颖 执笔　孙育红　邓述华 审校）

参考文献

1. 池萍.仪器设备及非一次性物品的消毒.围手术期新冠肺炎防控资料汇编,2020:65-67.
2. 于鑫玮,韩玮.新型冠状病毒肺炎疫情期间医院终末消毒实践.中国消毒学杂志,2020, 37(8):621-624.
3. 中国心胸血管麻醉学会围手术期感染控制分会,全军麻醉与复苏学专业委员会.新型冠状病毒肺炎患者围手术期感染控制的指导建议.麻醉安全与质控,2020,4(2):63-66.
4. 王古岩,郭向阳.抗击新型冠状病毒肺炎疫情:麻醉相关感染控制的改良.中华麻醉学杂志, 2020(3):257-261.
5. 孙育红.疑似或确诊新型冠状病毒肺炎患者手术管理方法.中华现代护理杂志,2020(8): 1016-1018.
6. 王古岩,谭刚.麻醉科常态化疫情防控中感染控制工作建议.围手术期新冠肺炎防控资料汇编,2020:155-157.
7. 中华护理学会消毒供应护理专业委员会.新型冠状病毒肺炎疑似或确诊患者复用医疗器械器具和物品处置流程指引建议.2020-02-15.
8. 中华人民共和国国家卫生和计划生育委员会.医院消毒供应中心　第二部分:清洗消毒及灭菌技术操作规范:WS 310.2–2016.2016-12-27.
9. 中华人民共和国国家卫生和计划生育委员会.医院消毒供应中心　第一部分:管理规范: WS 310.1–2016.2016-12-27.

第三节　内镜检查仪器设备消毒管理

随着消化内镜技术的不断发展，软式内镜诊疗技术已经成为诊治消化道疾病的重要手段之一，内镜作为一种侵入性的诊疗器械，在使用过程中会被患者携带的病原体污染，所以如何对内镜进行有效的消毒管理，保证患者安全，降低内镜相关性感染的发生是内镜室管理过程中非常重要的内容。

一、软式内镜消毒灭菌管理

（一）预处理

1. 常规内镜检查患者使用后的内镜严格按照《软式内镜清洗消毒技术规范》（以下简称规范）进行床旁预处理，过程中充分吸引，以肉眼观察吸引管内水的颜色变清为止，吸引水量大约 200 ml，反复送气送水不少于 10 s。

2. 疑似或确诊新冠肺炎的患者使用后的内镜，待内镜检查结束后，不进行床旁预处理，直接将内镜放入双层黄色医疗废物袋中，密闭处理，按照流程转运至内镜清洗消毒间。

（二）清洗

1. 将内镜完全浸泡在含酶清洗液中，用擦拭布擦洗内镜整个外表面，特别是操作部和插入部。酶液配制浓度符合说明书要求，并且一用一换。

2. 使用合适的清洗刷将内镜的按钮、各个腔道进行有效刷洗，做到两端见刷头，去除刷头上的污染物，直至干净为止。内镜使用的气水按钮放入含有一定比例酶液的超声波清洗器中振荡 10 min 后进行后续消毒程序，干燥后方能使用。

3. 疑似或确诊新冠肺炎的患者使用后的内镜不进行清洗，直接放在专用浸泡槽内，用浓度为 0.2%~0.35% 过氧乙酸连接全管路灌流器，完全浸泡 5 分钟后，再放入含酶清洗液中，用专用清洗刷进行有效刷洗。

（三）漂洗

1. 按照规范要求对内镜进行漂洗。

2. 漂洗过程中连接全管路灌流器，将各个腔道漂洗干净。

3. 疑似或确诊新冠肺炎的患者使用后的内镜应先用 0.2%~0.35% 过氧乙酸浸泡 5 min 后再进行有效漂洗。

（四）消毒／灭菌

1. 疫情期间所有内镜用 0.2%~0.35% 过氧乙酸进行完全浸泡灭菌处理。

2. 灭菌期间安装全管路灌流器，保证灭菌效果。

（五）终末漂洗

按照规范要求用无菌水或纯化水对灭菌后的内镜进行终末漂洗，各腔道至少灌流 2 min。

（六）干燥

1. 有效的干燥可以保证内镜清洗消毒灭菌的效果。

2. 干燥过程中保证各腔道充气时间不少于 30 s，如仍有水渍排出，延长干燥时间。

3. 干燥过程中使用的气体为洁净压缩空气，滤膜至少 3 个月一换。

（七）储存

1. 干燥后的内镜放入内镜储存柜垂直悬挂储存，卸下气水按钮及阀门放入存放盒单独储存。

2. 储镜柜每周用 75% 乙醇擦拭一次。

3. 每天紫外线照射储镜柜 1 小时。

（八）监测与记录

1. 按照 2016 版《软式内镜清洗消毒技术规范》对内镜清洗消毒质

量、消毒液浓度、内镜染菌量、手卫生和环境消毒质量进行监测，至少3个月一次，必要时增加频次。

2. 新冠肺炎疫情防控期间，内镜质量控制过程中的记录与可追溯要求更为重要，注意工作中的细节，从患者进行内镜诊疗开始，到过程中使用的内镜，到洗消的全程，相关的人员要做到全程追溯，目的是一旦发生内镜相关性感染的情况，第一时间找到其他相关患者，为内镜的感控保驾护航。

二、内镜洗消设备管理

1. 设置疑似或确诊新冠肺炎患者专用清洗槽。

2. 清洗槽及漂洗槽使用后用 1000 mg/L 含氯消毒液进行浸泡消毒，30 min 后用清水冲洗干净备用。一用一消。

3. 全自动内镜清洗消毒机使用后应进行自身消毒，机器的漂浮盖、外盖及机器表面用 1000 mg/L 含氯消毒液擦拭，作用 30 min 后用清水擦净。

4. 内镜干燥台用 1000 mg/L 含氯消毒液进行擦拭消毒，作用 30 min 后清水擦拭，每日 2 次。干燥垫巾至少 4 小时更换一次，如果潮湿随时更换。

5. 内镜冲洗、干燥用高压水枪及气枪用 75% 乙醇擦拭消毒，4 次 / 日。

6. 内镜清洗刷一用一消毒，与刷洗后的内镜一同放入全自动洗消机进行灭菌处理。

三、内镜辅助设备及环境管理

1. 内镜检查过程中使用的设备包括监视器、光源、图像主机、超声主机、电外科设备、监护仪等，每例患者检查后用 75% 乙醇进行擦拭消毒。

2. 台车用 1000 mg/L 含氯消毒液擦拭消毒，作用 30 min 后用清水擦拭备用。

3. 内镜转运车用 1000 mg/L 含氯消毒液进行消毒，作用 30 min 后用清水擦拭。

4. 内镜检查床每例患者使用后用 75% 乙醇或 1000 mg/L 含氯消毒液进行消毒，其中后者需要作用 30 min 后用清水擦拭，并更换枕套和床单。

5. 有疑似新冠病毒感染患者检查后的病室，患者按要求转出后使用过氧化氢或 1000 mg/L 含氯消毒液进行全面喷雾（30 min）—常规擦拭清洁消毒（30 min）—再喷雾（30 min）—通风。喷雾消毒时应关闭门窗。

四、个人防护

（一）预约分诊人员

正确佩戴一次性医用外科口罩，污染或潮湿时随时更换，佩戴橡胶手套。

（二）医护人员

内镜检查过程中正确佩戴一次性帽子、一次性医用外科口罩、护目镜、防渗透隔离衣、橡胶手套。

（三）洗消人员

内镜清洗消毒过程中，正确佩戴一次性帽子、一次性医用外科口罩、护目镜或防护面罩、防渗透隔离衣、橡胶手套。

高度疑似新冠肺炎患者内镜检查期间，诊室医生和护士以及清洗消毒人员穿防护服、N95 口罩、护目镜或防护面屏、防渗透隔离衣、鞋套，在指定地点进行穿脱，避免污染。

第四节　内镜检查器械消毒管理

一、一次性器械及耗材管理

1. 内镜检查及治疗过程中使用的器械及附件多为一次性，一次性耗材严禁重复使用，使用后根据科室管理要求毁型后按照医疗废物进行处理，并进行使用情况登记。

2. 疑似或确诊新冠肺炎患者使用后的一次性附件直接放入双层黄色医疗垃圾袋，按照疫情期间医疗废物处理规定执行。

二、可重复使用器械及耗材管理

1. 可重复使用的口环、水碗使用后床旁清洗干净，放入 1000 mg/L 含氯消毒液中浸泡 30 min，清洗干净并擦干，送至供应室进行高温高压灭菌。疑似或确诊新冠肺炎患者使用的一次性门环，检查完毕后按照疫情期间医疗废物处理流程进行处理。

2. 疑似或确诊新冠肺炎患者使用的可复用的附件使用后立即放入双层黄色医用废物袋中，按照流程转运至内镜清洗消毒间，直接放入专用浸泡盒内用 0.2%~0.35% 过氧乙酸浸泡 5 min，清水冲洗干净，干燥后送至供应室进行环氧乙烷灭菌处理。

3. 可重复使用的活检钳、夹装置用专用毛刷清洗干净，放入超声波清洗器中振荡 10 min，再次用流动水冲洗干净，高压气枪进行干燥，送至供应室进行环氧乙烷灭菌处理。

（胡佳慧 执笔　李葆华　池萍 审校）

参考文献

1. 刘运喜, 邢玉斌, 索继江, 等.《软式内镜清洗消毒技术规范》解读与释义. 中华医院感染学杂志, 2017, 27(16):3612-3615.
2. 中华人民共和国国家卫生和计划生育委员会. 软式内镜清洗消毒技术规范: WS 507–2016. 2016-12-27.
3. 中华人民共和国国家卫生和计划生育委员会. 医疗机构环境表面清洁与消毒管理规范: WS/T512–2016. 2016-12-27.
4. 中华医学会消化内镜学分会. 在新型冠状病毒感染防控期间对消化内镜诊疗工作的指导意见. 中华胃肠内镜电子杂志, 2020, 7(1):11-14.

第五节　麻醉用医疗器械消毒管理

医疗机构必须监管和规范使用医疗器械，手术室及麻醉科是医院的重要部门及枢纽平台，手术平台的安全运行离不开医疗器械，医务工作者规范医疗器械使用和消毒管理，对保障群众用械安全至关重要，麻醉用器械作为特殊类别应对其进行规范监管。

一、医疗器械的监管和分类

（一）医疗器械的监督管理

1. 概念

医疗器械是指直接或者间接用于人体的仪器、设备、器具、体外诊断试剂及校准物、材料以及其他类似或者相关的物品，包括所需要的计算机软件。

2. 医疗器械管理要求

医疗器械事关人民群众身体健康和生命安全。世界范围内如美国、欧盟等都对医疗器械有严格的管理规定及法规。2000年，国务院制定了《医疗器械监督管理条例》，2014年、2017年分别做了全面修订和部分修订。2021年新修订《医疗器械监督管理条例》贯彻落实"四个最严"

要求，细化违法情形，加大对违法行为的惩处力度。新修订《医疗器械监督管理条例》，2021年6月1日起施行，新增条款明确，"国家根据医疗器械产品类别，分步实施医疗器械唯一标识制度，实现医疗器械可追溯"。这一创新性监管举措，将有力提升医疗器械全生命周期精准化管理水平，实现从源头生产、临床应用到医保结算全链条联动。《医疗器械监督管理条例》规定："医疗器械使用单位应当加强对工作人员的技术培训，按照产品说明书、技术操作规范等要求使用医疗器械。"医疗器械使用单位对重复使用的医疗器械，应当按照国务院卫生行政主管部门制定的消毒和管理的规定进行处理，一次性使用的医疗器械不得重复使用。

（二）医疗器械的分类

1. 按风险程度分类

国家对医疗器械按照风险程度实行分类管理，评价医疗器械风险程度应当考虑医疗器械的预期目的、结构特征、使用方法等因素。第一类是风险程度低，实行常规管理可以保证其安全、有效的医疗器械。第二类是具有中度风险，需要严格控制管理以保证其安全、有效的医疗器械。第三类是具有较高风险，需要采取特别措施严格控制管理以保证其安全、有效的医疗器械。第一类医疗器械实行产品备案管理，第二类、第三类实行产品注册管理。

2. 按医疗器械污染后使用所致感染的危险性及消毒与灭菌要求分类

根据医疗器械污染后使用所致感染的危险性大小及在患者使用之间的消毒与灭菌要求，将医疗器械分为三类：即高度危险性物品、中度危险性物品和低度危险性物品。

（1）高度危险性物品：进入人体无菌组织、器官、脉管系统，或有无菌体液从中流过的物品或接触破损皮肤、黏膜的物品，一旦被微生物污染，具有极高感染风险，如手术器械、穿刺针、腹腔镜、活检针、心脏导管、植入物等。

（2）中度危险性物品：与完整黏膜相接触，而不进入人体无菌组织、器官和血液，也不接触破损皮肤、破损黏膜的物品，如胃肠道内镜、气管镜、喉镜、肛表、口表、呼吸机管道、麻醉机管道、压舌板、肛门直肠压力测量导管等。

（3）低度危险性物品：与完整皮肤接触而不与黏膜接触的器材，如听诊器、血压计袖带等；病床围栏、床面以及床头柜、被褥；墙面、地面；痰盂（杯）和便器等。

特别要注意的是，随着患者病情变化、医疗器械用途的改变、器械与机体接触部位及可能被微生物污染情况变化等，低度危险性医疗器材的风险度会升级。

二、医疗器械的清洁、消毒与灭菌原则

（一）清洁、消毒与灭菌概述

1.清洁、消毒与灭菌的重要性

全球范围新发传染病和传染病重现的趋势将继续存在，因为许多因素，包括全球人口增加、老龄化、旅行、城市化和气候变化等，都有利于新病原体的出现、进化和传播。新传染病发生后，从传染病发生、达到高峰，到科研人员研制出有效抗体、疫苗等应对紧急情况及获得主动免疫，要经历一段时间，更需要全球协同治理。规范的清洁消毒灭菌是阻止医源性感染的重要措施，面对新冠肺炎等新发传染病，掌握清洁消毒与灭菌原则，做好麻醉器械的消毒管理工作，是麻醉学科临床实践中预防医院感染发生的必要环节，是疫情防控阻断传播途径的重要措施。

2.清洁、消毒与灭菌的概念

中华人民共和国卫生行业标准《医疗机构消毒技术规范》是执行

清洁消毒灭菌的总则。清洁主要是消除物体表面有机物、无机物和可见污染物的过程。消毒是清除或杀灭传播媒介上病原微生物，使其达到无害化的处理，但是它不包括含芽孢的细菌或者是非病原微生物。灭菌是最彻底的，能够杀灭物体上所有微生物的方法。

3.清洁、消毒和灭菌剂

清洁、消毒和灭菌需要使用相应的制剂，清洁剂是洗涤过程中帮助去除被处理物品上有机物、无机物和微生物的制剂。消毒液是指能杀灭传播媒介上的微生物并达到消毒要求的制剂，可分为三类：①高效消毒液，能消灭细菌繁殖体，包括分枝杆菌、病毒、真菌及其孢子等，对细菌的芽孢也有一定灭菌作用的制剂；②中效消毒液，能杀灭芽孢之外的病原微生物的制剂；③低效消毒液，杀灭细菌繁殖体和亲脂病毒的消毒制剂。灭菌剂是能杀灭一切微生物（包括细菌芽孢）并达到灭菌要求的制剂。

4.灭菌水平和消毒水平

灭菌水平指能杀灭一切微生物包括细菌芽孢，达到无菌保障水平，常用方法包括热力灭菌、辐射灭菌等物理方法，以及采用环氧乙烷、过氧化氢、甲醛、戊二醛、过氧乙酸等化学灭菌剂，以合适的浓度和有效的作用时间进行灭菌的方法。消毒水平分为高水平消毒、中水平消毒和低水平消毒。达到高水平消毒常用含氯制剂、甲醛、过氧乙酸、过氧化氢及碘酊等以及能达到灭菌效果的化学消毒液；中水平消毒常用碘类（碘伏、氯己定碘）、醇类和氯己定的复方、醇类和季铵盐类化合物的复方、酚类等消毒液；低水平消毒有化学消毒法，如使用季铵盐类（苯扎溴铵等）或双胍类（氯己定）消毒液，此外有些物理方法如通风换气、冲洗等机械性除菌法。使用灭菌和消毒液都需要在规定条件下，以合适的浓度和有效作用时间保障达到灭菌和消毒效果。

（二）消毒、灭菌方法的选择

医疗机构应根据《医疗机构消毒技术规范》的要求，结合本单位实际情况，制定科学可行的消毒灭菌制度及标准操作程序，并具体落实，同时要对消毒和灭菌效果进行监测。

1. 根据物品污染后导致感染风险的高低选择消毒与灭菌方法

（1）高度危险性物品，应采用灭菌方法处理。

（2）中度危险性物品，应采用达到中水平消毒以上效果的消毒方法。

（3）低度危险性物品，宜采用低水平消毒方法，或做清洁处理；遇有病原微生物污染时，针对所污染病原微生物的种类选择有效的消毒方法。

2. 根据消毒物品的性质选择消毒与灭菌方法

（1）耐热、耐湿的诊疗器械、器具和物品：应首选压力蒸汽灭菌；耐热的油剂类和干粉类等应采用干热灭菌。

（2）不耐热、不耐湿的物品：宜采用低温灭菌方法如环氧乙烷灭菌、过氧化氢低温等离子体灭菌或低温甲醛蒸气灭菌等方法。

（3）物体表面消毒：宜考虑物体表面性质，光滑表面宜选择合适的消毒液擦拭或紫外线消毒器近距离照射；多孔材料表面宜采用浸泡或喷雾消毒法。

（4）织物：患者用过的床单、被罩、衣物等单独收集，专包密封，标识清晰，压力蒸汽灭菌后再清洗，才可重复使用。最好用一次性物品。

3. 根据清洁和消毒时间分类选择消毒与灭菌方法

（1）日常清洁消毒：根据医疗器械污染的风险分级，日常清洁与消毒是基本要求和标准化操作规程。日常清洁以使用清水的湿式清洁为主，辅以清洁剂，消毒时应针对病原体特点选择消毒液种类及浓度。

（2）随时消毒：指对疑似、确诊病例和无症状感染者污染的环境、设备设施和物品及时进行的消毒处理。当接诊疑似、确诊患者后，或环境、设备设施和物品存在血液、体液、分泌物污染的风险时，传染源离开后，应及时进行消毒。根据传染病患者的数量和暴露范围增加消毒频次及浓度，针对病原体特点选择消毒液种类及浓度，如疑似或确诊新型冠状病毒感染肺炎患者，使用有效的消毒液并按规范流程进行消毒，以达到有效清洁效果。

（3）终末消毒：指传染源离开就诊区域后在无人情况下进行的彻底清洁消毒，应确保终末消毒后的场所及其中的各种物品不再有病原体存在。推荐采用有效浓度的高水平消毒液（含氯消毒液、过氧化物类消毒液等）进行全面雾化/喷洒/熏蒸。例如使用过氧化氢、过氧乙酸或二氧化氯进行喷雾，作用 30 min，整理内务，清除废弃物再喷雾，维持作用时间，常规擦拭清洁、消毒、通风。终末消毒要对室内所有环境和物表进行清洁消毒，合格的清洁与消毒需要移动室内所有可移动的设备，选择有效的消毒方法，规范清除废物并清理物品。对于设备内部组件如麻醉机内部呼吸回路、呼吸器等，应在对环境进行终末消毒后按传染源的传染性及产品的消毒要求，进行彻底终末消毒。

（4）对突发不明原因传染病病原体污染的器械、器具与物品的处理：新冠肺炎疫情流行期间，对器械、器具与物品的处理要符合国家发布的规定要求。没有具体要求时，其消毒的原则为：①如传播途径不明确，应按多传播途径确定处理范围和物品；②对于病原体不清楚者，要按照病原体在所属中抵抗力最强的微生物确定消毒液剂量（可杀死芽孢）；③医务人员在器械处置的各环节应做好职业防护，防止造成自身感染，以及可能引发手术患者间交叉感染。

消毒灭菌的总则就是要全面彻底，不留死角。根据消毒目的，明确预防性消毒还是疫源性消毒，后者又分为随时消毒及终末消毒，要考虑作业的温度、湿度和接触时间；选择合格的消毒产品及合理的消毒液浓度；对消毒灭菌效果进行监测和及时反馈，包括日常和定期监测等，提高环境消毒水平，减少院内感染的发生。

三、麻醉用医疗器械消毒管理

麻醉用医疗器械的使用要按照国家规定、行业指南，进行全流程的闭环管理。首先要依据医疗器械的分类原则确认其属性，根据清洁、消毒、灭菌原则，结合所用器械注册情况、器械分类、产品使用说明书，使用环境、是否与人直接接触、患者的病情特点，以及是否合并传染性及特殊感染性疾病等综合判断污染后使用致感染风险，要动态评估其危险度，选择正确的相适宜的消毒液和消毒、灭菌方法，做好质量控制监管，避免院内交叉感染发生。不同的医疗机构和部门要根据自身条件和特点，制定个体化的具体措施，并对所有相关人员进行培训和教育，保障安全用械。

（池萍 执笔　薛富善　孙育红　赵颖　田鸣 审校）

参考文献

1. Bloom DE, Black S, Rappuoli R. Emerging infectious diseases: A proactive approach. Proc Natl Acad Sci, 2017, 114(16):4055-4059.
2. Othekar AT, Kulkarni AP. Basic principles of disinfection and sterilization in intensive care and anesthesia and their applications during COVID-19 pandemic. Indian J Crit Care Med, 2020, 24(11):1114-1124.
3. 中华人民共和国国务院. 医疗器械监督管理条例. 国务院令第739号. 2021-2-9.
4. 中华人民共和国国家卫生健康委员会. 医疗机构消毒技术规范: WS/T 367-2012. 2012-4-5 发布.
5. 中华人民共和国国家卫生健康委员会. 医院空气净化管理规范: WS/T 368-2012. 2012-4-5.
6. 国家卫生健康委办公厅. 关于印发医疗机构内新型冠状病毒感染预防与控制技术指南(第二版)的通知. 2021-4-13.
7. 中华人民共和国国家质量监督检验检疫总局, 中国国家标准化管理委员会. 医院消毒卫生标准: GB15982-2012. 2012-6-29.
8. 黄晶, 崔璨, 蔡超. 新型冠状病毒肺炎医院感染防控工作手册. 北京: 中国协和医科大学出版社, 2020.

第六节　麻醉用仪器设备消毒管理

麻醉用仪器设备规范正确的消毒、灭菌管理，是预防发生医院感染、保证患者及医护人员安全的重要措施。

一、麻醉科仪器设备清洁、消毒与灭菌分类管理

麻醉工作需要使用诸多仪器设备、器具及与仪器设备配套的配件、一次性或反复使用医疗消耗性器械及用品，用于维持患者的生命体征，监测生理参数、物理或化学检验结果的变化，以及用于完成麻醉技术操作。对于麻醉用仪器设备应执行清洁、消毒与灭菌管理。

(一) 按照污染后使用导致感染风险分级管理

麻醉用仪器设备、器具、相关用品及耗材等，使用前应按照国家规定，评估其污染后使用导致感染的风险分级，采取严格管理制度，包括清洁、消毒、灭菌、定期检查、维护保养等措施，确保使用安全。

(二) 按照污染后清洁、消毒与灭菌要求分类管理

1. 选择规范正确的清洁、消毒与灭菌方法

污染的医疗用品和仪器设备需要及时处理，重复使用的医疗仪器设备应在下一患者使用前，评估其污染程度后，使用具有高度危险性、中度危险性或低度危险性的标识，按照规定选择暂时存放方法，避免污染环境引起微生物传播，及时进行清洁、消毒与灭菌处理。

2. 按照仪器设备的结构功能选择清洁及消毒灭菌方法

（1）表面清洁消毒：清洁适合于各类仪器设备及物品表面，一般

采用清洁布巾湿式清洁，清洗适用于耐湿的设备。表面有污染时应进行随时消毒，可用含氯消毒液消毒，以均匀潮湿为度，不耐腐蚀的设备表面用 75% 乙醇擦拭消毒，目前有一次性使用含氯或乙醇消毒湿巾可供擦拭消毒使用。不能采取以上清洁、消毒方式的设备可用透明薄膜或袋密封等予以保护，每次更换。

（2）有管腔和表面不光滑的物品清洁：用清洁剂浸泡，手工刷洗或超声清洗，能拆卸的复杂物品应拆开后清洗。

（3）仪器设备直接接触患者部分的消毒、灭菌：根据使用所处环境、接触患者感染病原体的情况，结合产品说明书要求，选择物理或化学方法，在规定条件下，以合适的浓度和有效作用时间，确保达到灭菌和消毒效果。

（4）动态评估和监测：清洁、消毒方法的选择要与传染源、传播途径及环境区域的变化相适宜。对特殊传染病如新冠肺炎流行期间，针对传染源、传播途径及易感人群等重要环节，感染控制采取全流程、全人员、全区域、全时段管理，动态闭环全流程评估，规范处理和进行质量监督，持续改进。

二、麻醉科常用仪器设备清洁、消毒与灭菌

（一）麻醉机的清洁、消毒与灭菌

麻醉用仪器设备中与院内感染发生最密切相关的就是麻醉机。为每一位患者提供不含致病微生物的清洁麻醉机是安全麻醉的要素。对于传染病特别是呼吸系统传染性疾病患者麻醉，规范使用和正确消毒麻醉机与患者接触的部分相关部件极为重要。为减少仪器设备被污染而致医源性感染，应遵循尽可能减少暴露的原则，根据麻醉机不同部件使用后所致感染分属于不同程度的危险性，采取有效的防护措施。

1. 麻醉机表面

（1）减少机器表面受污染机会：采用覆盖法隔离，一项国外研究发现，通过使用一次性透明、廉价的防渗透的保护膜覆盖保护麻醉机，可以明显减少麻醉机上细菌种类的密度和多样性，减少病原体在患者之间的传播，降低麻醉机可能导致医源性感染的发生。此外，研究表明，麻醉机部件的表面高光滑程度可明显提高消毒湿巾消毒的效果，最大程度减少病原体在患者之间的传播，降低医院感染的风险，呼吁更多行业关注机器设计与医院感控的关系。医护人员要树立良好的防护意识，接触患者后的器具及使用后特殊防护用品如防护面屏、防护镜、呼吸防护器要放置在指定位置，禁止随意放置于麻醉机台面上，避免造成污染。

（2）表面清洁、消毒：麻醉机表面的常规清洁、消毒是控制交叉感染的基本措施。要求每日对麻醉机表面进行湿式清洁，日常可用清水清洁，在清洁的基础上采用表面擦拭法消毒。首选物体表面消毒湿巾擦拭消毒；其次用经消毒液浸泡过的抹布擦拭，常用75%乙醇湿布，有血迹污染及时用 500~1000 mg/L（特殊感染 2000 mg/L）含氯消毒液擦拭消毒，不宜采取喷洒消毒方式。

2. 麻醉机外部回路及过滤器

外部回路及过滤器使用原则是一人一用一抛弃或消毒与灭菌，为防止由麻醉回路中的病原体引起的患者对患者，以及患者对医护人员的感染，使用一次性呼吸回路是减少麻醉机所致医源性感染的最有效处理措施。可重复使用的呼吸回路根据产品说明书采用环氧乙烷或低温等离子消毒。麻醉机使用过程中，常规使用一次性具有细菌和病毒滤过功能的高效过滤器，双过滤器可分别置于机器的吸气端出口和呼气端入口，最好是双过滤器分别放置呼气端入口，以及回路与面罩、喉罩或气管导管连接之间，即回路患者端，以便及时过滤患者呼出气体。遇有特殊呼吸系统传染或特殊感染性疾病患者手术，如新冠肺炎疑似或确诊病例，可在机器吸气端出口端放置第三个过滤器，使用三个过滤器可闭环隔离呼吸内回路。为达到高效隔离，阻断传播途径，优先选用具有细菌及病毒过滤效能高的呼吸过滤器，有任何形式的液体污染应随时更换，保证有效过滤。气体采样管要放置在过滤器之后（图 4-6-1）。

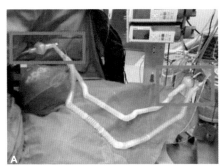 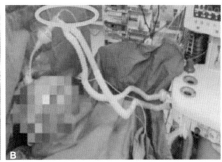

图 4-6-1　麻醉机过滤器的安装：A. 双过滤器；B. 气体采样管置于过滤器后

3. 麻醉机内部呼吸回路

麻醉机内部呼吸回路包括集成回路系统、流量传感器、呼吸器、风箱呼吸囊、钠石灰罐等，长期以来内部呼吸回路的消毒是被忽视的项目。麻醉机内部呼吸回路的消毒、灭菌效果对预防患者之间交叉感染、防止手术室内医护人员的职业暴露具有极其重要的意义。目前推荐采用麻醉机回路消毒机对内部回路进行日常消毒，消毒液包括臭氧、过氧化氢和复合醇，无须拆卸麻醉机。严格来讲，对于特殊感染患者使用过的机器，应该遵循设备使用说明书推荐的消毒、灭菌方式，进行压力蒸汽灭菌或采用其他低温灭菌。对于新冠病毒感染尚未完全排除的高风险、疑似或确诊病例，以及呼吸系统传染病、气性坏疽等特殊感染疾病，麻醉机内部回路使用后应该采用高压灭菌的方式消毒，在此种情况下，多需要对环境先进行终末消毒，再拆卸机器内部组件，负责拆卸的工作人员要规范防护。流量传感器可按说明书用 75% 乙醇浸泡或高压高温蒸汽灭菌消毒。确保在患者人工气道出口，与麻醉机或简易呼吸器连接之间以及呼吸机的呼气端，加装高效过滤器。

4.其他部件

电源线、外部高压供气管、过滤网等进行日常清洁、清洗，必要时表面消毒。积水杯管理按产品说明书处理；旁流呼气末二氧化碳监测采样管放置在细菌过滤器机器端可酌情使用，最好采用一次性耗材（或消耗品）。

5.清洁消毒及灭菌的频次

可以分为日常、定期、随时及终末消毒方式，在特殊感染患者使用后，要进行彻底终末消毒，手术间仅保留必需设备，麻醉机等应由相关技术人员评估并按规范处理后备用。

总之，麻醉相关设备中，对麻醉机的感控管理非常重要，因涉及部件多，必须参照麻醉机产品说明书进行清洁、灭菌与消毒。重要的是根据患者病情，是否为呼吸系统传染病及传染性强度等，选用合适的消毒液、回路消毒机、高压灭菌消毒等方式。特殊情况下，根据部门现有条件与医院感染控制管理部门沟通达成共识，制订切实可行的消毒与灭菌方法。

（二）开放气道用设备器具的清洁、消毒与灭菌

避免医源性呼吸系统感染是患者安全的重要要求，开放人工气道使用的设备和器具若受到污染，可直接将病原体带入患者体内，是引发感染的常见病因或诱因。纤维或电子支气管软镜、硬镜、喉镜等设备和器具，根据接触患者的黏膜是否有破损，污染后使用所致感染的危险性划分属于中度或高度危险性，重复使用前分别要达到高水平消毒或灭菌效果，应提高气道用设备的清洁、消毒及灭菌率。

喉镜及配套用物品：

（1）非直接接触患者气道的一次性喉镜片配用可视喉镜柄、插管管芯及存放盒：按照国家标准，喉镜为中度危险性医疗器材，喉镜安全性评价标准为消毒后和使用前菌落数应≤20菌落形成单位（cfu）/件，不得检出致病性微生物。尽管目前使用可视喉镜均为镜柄外套一次性使用喉镜片，极大提高了安全性，显著减少了交叉感染的发生，但容易被医护人员忽视对镜柄本身的清洁、消毒。研究表明，在喉镜或可视喉镜非一次性部分镜柄及显示屏罩上一次性透明保护套，可以起到预防交叉感染作用。某院对可视喉镜镜柄、插管用管芯及喉镜存放盒环境，分别检测了存放状态及物体表面消毒湿巾消毒后状态下表面细菌培养情况进行观察，用无菌棉拭子对表面进行有序涂抹采样，普通琼脂培养基培养结果显示：①4次对喉镜柄存放状态下消毒前培养菌落数分别为每件16 cfu、19 cfu、36 cfu及1cfu，前3次镜柄系在上次使用后不处理直接入存放盒，第4次是上次使用后用物体表面消毒湿巾消毒处理后放入存放盒，但4次使用后直接用物体表面消毒湿巾消毒后培养均为每件0 cfu；②插管管芯（一般不与患者直接接触）非把手处，物体表面消毒湿巾消毒前（上次使用后用物体表面消毒湿巾消毒存放在环氧乙烷消毒使用包装袋中）及用物体表面消毒湿巾消毒后，取样培养结果均为每件0 cfu；③喉镜原装存放盒，分两次对存放状态下取样培养结果分别为每件42 cfu及1 cfu，后者系存放盒用物体表面消毒湿巾擦拭后未放置过喉镜。三种不同器具监测结果显示均未检出致病菌，检出菌为凝固酶阴性葡萄球菌和蜡样芽孢杆菌，来自于手和环境污染，见图4-6-2、图4-6-3、图4-6-4及表4-6-1。此结果提示，日常用物体表面消毒湿巾对喉镜镜柄、存放盒及管芯使用前后进行表面消毒，可达到较好的消毒水平，使用透明光滑易清洁擦拭消毒的保存盒存放喉镜更便于感控管理，见图4-6-4。常见菌培养只能监测部分细菌污染情况，对上述器具表面病毒等其他微生物的检出没有特殊要求，也存在检出困难，因此对复用器具一定要根据患者病情、器具与患者接触程度及环境因素等，进行随时消毒、终末消毒及定期消毒灭菌。

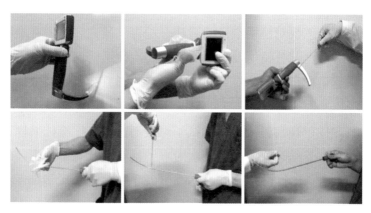

图 4-6-2　喉镜及插管管芯的取样培养

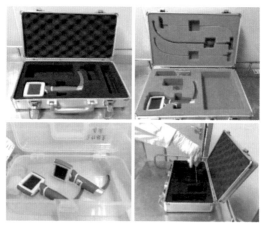

图 4-6-3　喉镜及存放盒的取样培养

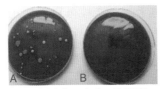

1 号喉镜消毒前 (A) 与后 (B) 培养结果

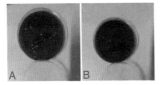

2 号 (A) 和 4 号 (B) 喉镜消毒前培养结果

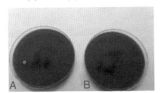

3 号喉镜消毒前 (A) 与后 (B) 培养结果

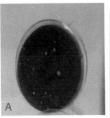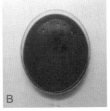

存放盒消毒前 (A) 与后 (B) 培养结果

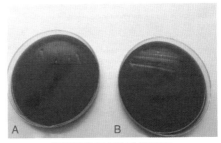

管芯消毒前 (A) 与后 (B) 培养结果

图 4-6-4　喉镜、存放盒及管芯消毒前后培养结果

表 4-6-1　可视喉镜镜柄和插管管芯及存放环境消毒监测结果

监测器械名称	监测状态	监测培养结果（/ 件）
1 号喉镜镜柄	消毒前	36 cfu
	消毒后	0 cfu
2 号喉镜镜柄	消毒前	19 cfu
	消毒后	0 cfu
3 号喉镜镜柄 （上次使用后消毒后存放）	消毒前	1 cfu
	消毒后	0 cfu
4 号喉镜镜柄	消毒前	16 cfu
	消毒后	0 cfu
插管管芯	消毒前	0 cfu
	消毒后	0 cfu
喉镜存放盒	消毒前	42 cfu
	消毒前	1 cfu

（2）重复使用气管插管设备用具：对于非一次性可重复使用的器具如喉罩、开口器、插管钳、喷壶、简易呼吸器等器具，以及纤维或电子支气管镜、电子硬镜等医疗设备，要按照产品说明管理，执行标准清洁清洗、消毒与灭菌原则，应该一人一换一消毒，消毒方法可选用压力蒸汽灭菌或其他低温灭菌方法（图 4-6-5、图 4-6-6）。

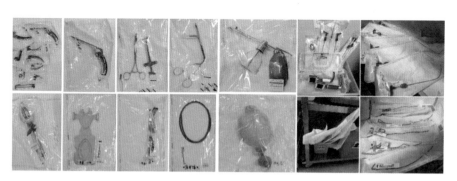

图 4-6-5　重复使用插管用具

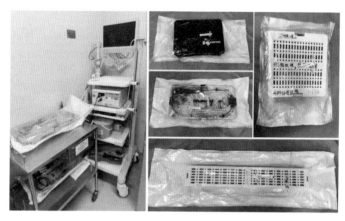

图 4-6-6　纤维或电子支气管镜、电子硬镜

总之，对开放气道用具，一定要动态综合评估其污染后再次使用的致感染风险度，使用后要及时进行清洁、消毒，达到高水平或灭菌水平备用。特殊传染病、感染性疾病、不明原因传染病及不明传播途径患者使用后，需结合环境终末消毒原则，按医院感染部门要求综合处理。

(三)化学检验类快速设备感控管理

1.常规处理

血气分析仪、出凝血功能监测仪（如血栓弹力图仪、ACT监测仪）、生化分析仪、血细胞比容或血红蛋白测定仪、渗透压检测仪和血糖监测仪等床旁化验检查设备，因机器容易被检测血液标本污染，应对机器表面和放置测试卡槽盒进行清洁与消毒。要按照机器说明书选用清洁消毒制剂，个别机器标本进血口对于某些消毒液化学成分敏感，易影响检测结果，可酌情用清水、物体表面消毒湿巾、含75%乙醇或含氯消毒液软布清洁消毒。

2.根据特殊感染或传染性疾病患者标本监测结果处理

对于合并特殊感染或传染性疾病，如新冠肺炎等传染性强、传播途径广泛等情况时，手术前应把相应检测设备移至手术间或接近手术区域的限定区域，术后对相关区域及设备先进行终末消毒，后续再常规处理。

(四)非一次性、非侵入性用品

一次性医疗器械是指《医疗器械监督管理条例》及相关配套文件所规定的用于人体的一次性仪器、设备、器具、材料等物品。对于非一次性、非侵入性普通低风险用品，如血压计袖带、心电导联线、脉搏氧饱和度探头、听诊器、体表用超声探头等接触患者体表用品，使用时尽可能避免接触患者体液，可清洁患者局部体表后使用。直接接触患者部分使用后应立即清洁消毒，做到一用一清洁与消毒，可用清水、肥皂水清洁；可用 75% 乙醇、含有效氯 500 mg/L 的含氯制剂或物体表面消毒湿巾擦拭清洁消毒。血压计袖带等耐湿物品污染时浸泡于含有效氯 500 mg/L 等消毒液中消毒，清洗干燥备用。多人共用物品时每次使用前应擦拭消毒，多重耐药菌及传染病患者专人专用。必要时根据患者病情、物品的特性酌情环氧乙烷低温消毒备用。提倡使用耐湿不透气的屏障保护膜覆盖或保护套等方法对物表进行保护，如体表超声探头、体温探头、设备显示屏或不易清洁的物表（如键盘）等。有条件时尽可能使用无线及一次性用品，专人专用，避免交叉感染。

（五）环境洁净与麻醉设备使用安全

麻醉用设备的安全使用与环境因素也密切相关，手术室内外麻醉实施环境必须符合《医院空气净化管理规范》，严格执行《医疗机构消毒技术规范》，空气、环境物体表面如门把手、回风口地面，洁净工具及医疗废物等需要正确处理，减少或消除通过直接或间接途径影响麻醉用设备安全使用的因素，同时应重视环境管理和监测，做好环境日常洁净及终末消毒工作。

手术室对感染手术防护及终末消毒有明确的规定，特殊感染及传染性疾病（如气性坏疽、肝炎、水痘、结核、甲型 H1N1 流感、新冠肺炎等）患者手术后，相关区域所有设备用品等都需要在感染源（患者）离开，终末消毒后再行常规消毒处理（图 4-6-7）。对突发不明原因的传染病病原体污染的诊疗器械、器具与物品的处理，应符合国家发布的规定要求。常用过氧化氢消毒机进行终末空气、环境及仪器设备表面消毒，要尽可能减少房间内不必要的设备，可以提前用透明塑料膜或袋密封等隔离覆盖防护方法，减少病原微生物及消毒液对机器设备的损坏，另外对麻醉机等特殊仪器内部零件仍需拆卸后消毒处理。

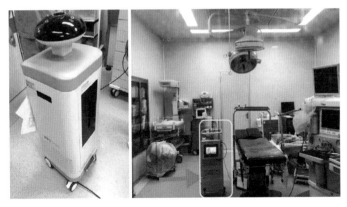

图 4-6-7 手术间用过氧化氢空气消毒机终末消毒

（六）手卫生与麻醉设备使用安全

1. 手卫生

手卫生是医务人员洗手、卫生手消毒和外科手消毒的总称。洗手是医务人员用流动水和洗手液（肥皂等）揉搓冲洗双手，去除手部皮肤污垢、碎屑和部分微生物的过程，应按照七步洗手法进行；卫生手消毒是用速干手消毒液揉搓双手，以减少手部暂居菌的过程；致病微生物能在环境中长期存活，并对其他患者造成威胁，定植或感染患者的致病菌很容易污染环境和医务人员的手，经医务人员的手可传播致病菌致医院感染暴发。手卫生是降低医院感染最简单、方便、有效和重要的环节，医务人员应高度重视规范"手卫生"管理，接受系统培训，把手卫生贯穿在防护过程的多个环节中，将接触传播风险降到最低。

2. 洗手与卫生手消毒的时机

《医务人员手卫生规范》规定洗手与卫生手消毒五个时刻：接触患者前；清洁或无菌操作前；接触患者后；暴露患者血液体液后；接触患者周围环境后。注意，即便戴手套也不能替代手卫生，摘手套后也应该执行手卫生。正确的手卫生可切断微生物在手部传播途径，有效预防患者、医务人员及医疗卫生环境之间的交叉污染和感染，控制院内感染的暴发流行。

3.手卫生与麻醉仪器设备

麻醉实施过程中，医护人员的手频繁接触患者及具有严重传染性和感染性患者体液和组织，手频繁接触的高频用仪器设备和物品如麻醉机、监控设备、计算机鼠标和键盘等表面污染严重，可能会由于环境污染而导致疾病传播。研究表明，新冠病毒可以通过气溶胶和环境的表面污染传播，在手术室中常见的各种材料（例如不锈钢和塑料）上可以生存至少3天，这在很大程度上是由于麻醉活动引起的，因此重视手卫生对阻断传播途径非常重要。手卫生配合消毒湿巾随时清洁消毒，可有效减少微生物的传播。某院对一次性喉镜片配用镜柄等用具消毒湿巾表面消毒前后结果显示，检出菌主要来自医务人员手和环境污染，消毒湿巾可显著减少设备带菌状态，选择同时具有高效抗病毒活性的消毒湿巾更具防控意义。提高医务人员对手卫生的认识和执行的依从性，加强清洁、消毒、隔离管理，是保障用械安全的有效措施。

综上所述，医疗器械的安全使用，对麻醉用仪器设备的感控规范管理，是避免发生麻醉患者院内交叉感染，甚至传染病流行的重要环节。在新冠肺炎疫情防控常态形势下，特别要重视医患同防、人物同防及"三防"融合，即把规范工作人员行为、强化行为管控的"人防"，提升感控技能、优化诊疗流程的"技防"，以及科学使用消毒灭菌剂、相关设施设备的"器防"理念融入诊疗活动中。此外，要全面提高医护人员感染防控意识和水平，开展全员培训，严格执行手卫生，落实仪器设备消毒技术规范，开展风险评估，实施并持续改进综合感控措施，从根本上实现以防为主、保障医疗安全的目标。

（池萍 执笔　薛富善　孙育红　赵颖　田鸣 审校）

参考文献

1. Biddle CJ, George-Gay B, Prasanna P, et al. Assessing a novel method to reduce anesthesia machine contamination: A prospective, observational trial. Can J Infect Dis Med Microbiol, 2018, 1905360. https://doi. org/10. 1155/2018/1905360.

2. Schmidt E, Dexter F, Herrmann J, et al. Assessment of anesthesia machine redesign on cleaning of the anesthesia machine using surface disinfection wipes. Am J Infect Control, 2020, 48(6):675-681.

3. Wilkes AR, Benbough JE, Speight SE, et al. The bacterial and viral filtration performance of breathing system filters. Anaesthesia, 2000, 55(5):458-465.

4. Einav S, Wiener-Well Y. Anesthesia in patients with infectious disease caused by multi-drug resistant bacteria. Curr Opin Anaesthesiol, 2017, 30(3):426-434.

5. Obara S. Anesthesiologist behavior and anesthesia machine use in the operating room during the COVID-19 pandemic: awareness and changes to cope with the risk of infection transmission. J Anesth. 2021;35(3):351-355.

6. Dexter F, Parra MC, Brown JR, et al. Perioperative COVID-19 defense: an evidence-based approach for optimization of infection control and operating room management. Anesth Analg, 2020, 131(1):37-42.

7. Rowan NJ, Laffey JG. Unlocking the surge in demand for personal and protective equipment (PPE) and improvised face coverings arising from coronavirus disease (COVID-19) pandemic - Implications for efficacy, re-use and sustainable waste management. Sci Total Environ. 2021;752:142259.

8. Liu DCY, Koo TH, Wong JKK, et al. Adapting re-usable elastomeric respirators to utilise anaesthesia circuit filters using a 3D-printed adaptor-a potential alternative to address N95 shortages during the COVID-19 pandemic. Anaesthesia, 2020, 75(8):1022-1027.

9. Duan N, Gao W, Wang Q. Preparedness and disinfection of anesthetic equipment in COVID-19. J Clin Anesth, 2020, 66:109924.

10. Kothekar AT, Kulkarni AP. Basic principles of disinfection and sterilization in intensive care and anesthesia and their applications during COVID-19 pandemic. Indian J Crit Care Med, 2020, 24(11):1114-1124.

11. Chen XD, Liu YH, Gong YH, et al. Perioperative management of patients infected with the novel coronavirus: recommendation from the jointt ask force of the chinese society of anesthesiology and the chinese association of anesthesiologists . Anesthesiology, 2020, 132(6):1307-1316.

12. Vermeil T, Peters A, Kilpatrick C, et al. Hand hygiene in hospitals: anatomy of a revolution. J Hosp Infect, 2019, 101(4):383-392.

13. Stadler RN, Tschudin-Sutter S. What is new with hand hygiene? Curr Opin Infect Dis, 2020, 33(4):327-332.

14. 中华人民共和国国家卫生健康委员会.医疗机构消毒技术规范: WS/T 367–2012. 2012-4-5.

15. 中华人民共和国国家卫生健康委员会.医院空气净化管理规范: WS/T 368–2012. 2012-4-5.

16. 国家卫生健康委办公厅.关于印发医疗机构内新型冠状病毒感染预防与控制技术指南(第二版)的通知.国卫办医函〔2021〕169号. 2021-4-13.

17. 中华人民共和国国家质量监督检验检疫总局,中国国家标准化管理委员会.医院消毒卫生标准: GB15982–2012. 2012-6-29.

18. 黄晶,崔璨,蔡超.新型冠状病毒肺炎医院感染防控工作手册.北京：中国协和医科大学出版社, 2020.

19. 中国心胸血管麻醉学会围手术期感染控制分会"麻醉机内呼吸回路消毒及灭菌"工作组.麻醉机内呼吸回路消毒及灭菌的指导建议.中华麻醉学杂志, 2018, 38(12):1417-1420.

20. 国家卫生健康委办公厅.新冠肺炎疫情期间医务人员防护技术指南(试行)(国卫办医函[2020]155号). 2020-2-21.

21. 北京市医院感染管理质量控制和改进中心.呼吸道传播性疾病(新型冠状病毒感染的肺炎)环境清洁消毒建议(试行). 2020-1-26.

22. 中华人民共和国国家卫生健康委员会.医务人员手卫生规范: WS/T 313–2019. 2019-11-26.

23. 中华医学会麻醉学分会气道管理学组.新型冠状病毒肺炎危重型患者气管插管术的专建议(1.0版).中华麻醉学杂志, 2020, 40(3):287-290.

24. 中华人民共和国国家卫生和计划生育委员会.医疗机构环境表面清洁与消毒管理规范: WS/T 512–2016. 2016-12-27.

25. 中国心胸血管麻醉学会围手术期感染控制分会,全军麻醉与复苏学专业委员会.新型冠状病毒肺炎患者围手术期感染控制的指导建议.麻醉安全与质控, 2020, 4(2):63-66.

第五章　环境感染防控管理

第一节　手术、麻醉环境的消毒

手术室的感染控制是医疗质量安全的重要组成部分，手术室是医院感染控制的重点部门，存在着较高的风险，做好手术室的感染控制工作将会降低医疗相关感染的风险。

出入手术室的主要人员包括手术室护士、麻醉医师、外科（包括进行介入检查治疗、内镜检查治疗）医生、临时进入（包括协助手术设备使用、术中监测、设备维修等）人员等。

现代手术室的范畴除了传统手术室以外，还包含设置在产房中的手术室，进行心脏、脑血管等介入治疗的手术室和内镜中心。麻醉科的工作还包括疼痛管理、外出紧急插管等。

手术室的护士和麻醉医师除了在手术室内工作以外，还需要根据工作的需要进入相关科室进行护理和辅助麻醉工作。接触人员也包括来源于手术室以外的医生、护士、管理者、患者、家属、辅助手术人员、设备维修人员等。

本节将重点讨论环境因素对手术室安全的影响和通过采取必要的措施来降低这种风险。

一、手术室的环境风险评估

手术室安全的环境影响因素主要包括空气质量、物体表面的清洁和织物对环境的影响。

（一）环境控制（空气质量和通风）

1. 手术室

现代化医院的手术室主要是洁净手术部，手术室建筑应该符合《医院洁净手术部建筑技术规范》（GB 50333—2013）的要求。和环境相关的因素主要包括室内压力、最小换气次数、工作区平均风速、温度、相对湿度、最小新风量、噪声、最低照度和最少术间自净时间等。上述因素均可影响手术部位感染的发生率。因此，需要做好监测工作，保证手术室的运行和空气质量符合要求。

保证洁净手术部的静态空气细菌浓度是卫生学的基本要求，应符合《医院洁净手术部建筑技术规范》（GB 50333—2013）和《医院消毒卫生标准》（GB 15982—2012）的要求。手术室中的"悬浮颗粒物"，包括人的头发和皮屑、织物纤维、纸屑、石膏粉末等，都可以成为微生物的传播媒介。空气的流通使微生物附着在"悬浮颗粒物"上，进入患者的体内或开放的伤口。因此，定期清除"悬浮颗粒物"和"浮尘"，为手术提供一个安全的空间环境。

2. 负压手术室

用于控制经空气传播感染，可疑经空气传播的手术应在负压手术室进行，严重污染的手术间对相邻的手术间应保持负压，最小静压差应 ≥ 5 Pa，以保证手术室的安全，避免经空气传播感染的扩散。

负压手术间应尽量避免设置在中心手术室中，最好独立设置，有到达公共区域的单独通道，以便患者转运；医护人员也应有独立的出入口、刷手区、更衣和洗浴区域。为避免对正常手术区域的影响，可以随时开展疑似感染患者的手术。

在新冠肺炎流行期间，对确诊患者、疑似患者甚至是可疑患者均应在负压手术室进行手术，保证患者和医护人员的安全，同时避免对相邻手术室患者的影响。如无负压手术间，应尽可能选择空间位置相对独立,有独立的循环机组和排风系统的手术间,宜关闭新风与空调系统;如在普通手术间进行手术,需要经过医院感染管理部门综合评估,选择空间位置相对独立的手术间,此类手术间也可作为感染手术间,移出手术室间内非必要的物品,门窗应能密闭。应划定缓冲区,工作人员动线。确定患者专线、专梯、专车、专人转运。

(二)物体表面和医疗设备管理

对患者进行检查或治疗的设备及其周围环境,都可能存在经飞沫或气溶胶扩散或者直接接触,导致其携带的病原体附着到医疗设备的表面。在诊疗过程中,医务人员频繁接触的设备表面成为重要的传播媒介,可能造成患者、医生、设备的三方交叉感染,因此医疗设备表面的清洁消毒成为阻断检查感染的重要环节,尤其是在传染病流行期间,如新冠肺炎疫情期间。

1.清洁单元

根据不同医疗机构的手术室布局和操作流程,可以划分为不同的清洁单元,如麻醉单元,包括麻醉机、相关的监护设备等,由麻醉医师进行物体表面的清洁消毒;护理单元,包括术中护理相关的设备表面。患者单元,包括手术床、无影灯、推车等;环境单元,包括手术室内表面和地面等。按照感染风险,手术室的环境应该划分为高风险单元(如患者单元)、中风险单元(如麻醉单元和护理单元)和低风险单元(如环境单元)。

2.日常清洁

麻醉科是感染防控中应该受到高度关注的部门,麻醉医师的工作环境不仅在手术室的麻醉工作台,也包括了越来越多的工作场景,如术前、术后到病区访视患者以及与家属交代病情,到急诊、ICU、病区为患者紧急插管、出门诊、为无痛内镜患者麻醉、为疼痛患者治疗等,无一不是接触了手术室以外的人员，存在接触感染风险并带入手术室的风险。因此，麻醉科应建立规范的清洁消毒规范并贯穿诊疗活动的始终，做好个人防护、随身物品的清洁消毒是一个重要的环节。

例如，有报道某医院关节置换术后的患者发生关节内感染，对手术室所有人员的采样发现，某麻醉医师鼻黏膜检出和患者同样的耐药菌。该名麻醉医师曾经到过康复科为患者进行止痛治疗，该病区的患者也出现了感染。

3. 接台手术的清洁

接台手术的自净时间应符合规范的要求。随着医院手术量增加，为了提高手术室的周转率，有可能忽视了接台手术之间的清洁消毒。一台手术清洁工作尚未结束，下一台患者已经进入手术室。若前一台手术如果是污染手术或感染手术，将给接台手术带来不必要的风险。

4. 医疗设备的清洁消毒

手术中使用的所有无菌用品应在消毒供应中心消毒后经专门的洁净通道、密闭运入洁净区，存放在无菌库房中，按照要求送入手术室。手术室内使用的设备应按照规定的流程进行清洁和消毒，才能供其他手术室和患者使用。

医疗设备未能得到有效的清洁和消毒，可造成病菌在医护人员之间、患者之间或医患之间的传播。其他辅助人员、设备维修人员也可能直接暴露在危险之中，增加从这些设备上获得感染的机会。

Birnbach 使用高保真人体患者模拟器研究了利用荧光示踪法模拟手术室内微生物传播途径，发现患者唇部和口内的荧光染料可通过麻醉医师实施气管插管术操作的手，100% 播散至喉镜、手术床头、氧气面罩、麻醉机、触摸屏等，而听诊器、药物注射器、键盘、手术间门把手等也受到不同程度的污染。

(三)织物的清洁消毒管理

1.手术包

传统的棉织品手术用织物因产生的毛絮会增加手术部位感染的风险,应逐渐更换为一次性使用手术用织物,如无纺布等。也可使用新型材料的可复用的手术用织物。

2.手术衣帽

进入手术室的人员应换鞋、更衣,穿着必要的防护用品。手术室的专用鞋、刷手衣等不得穿出手术室,否则应更换相应的用品。

(四)消除污染源和降低职业健康风险的控制

根据《职业健康安全管理体系要求及使用指南》(GB/T45001—2020/ISO 45001: 2018)的规定,医疗机构要提供一种系统的方法来增强医护人员的职业健康安全、消除危险源和降低或控制职业健康安全风险。包括消除(移除风险源)、替代(用低危险性用品替代高危险性用品)、工程控制(将人与危险源隔离)、管理控制(实施定期的安全设备检查)和个人防护用品(提供充足的PPE)。以上每个层级的控制效果低于前一个层级。

因此,针对手术室的环境风险,除了要为医护人员提供充足、合格、有效的防护用品之外,还要做好管理控制和工程控制,尽可能降低手术室的风险,最佳的手段是消除风险源。

二、手术室的空气消毒

(一)随时消毒

非净化手术室属于Ⅱ类环境,在静态时的空气消毒效果应符合空气中细菌总数 $\leqslant 200\ \mathrm{cfu/m^3}$ 的标准。在每天手术完成后可以采用自然通风或紫外线消毒空气。影响消毒效果的因素可能和物体表面清洁消毒效果、空气流通、室内人员数量有关。

净化手术间应在每日第一台手术前至少开启空气净化系统 30 分钟。两台手术空气消毒时间应为 5 级 ≥ 10 分钟，6 级、7 级 ≥ 20 分钟，8 级 ≥ 30 分钟。针对特殊感染如气性坏疽及传染病患者，自净时间应 ≥ 30 分钟。全天手术结束后应继续开启 30 分钟。

（二）终末消毒

疑似或确诊的经空气传播疾病如疑似新冠肺炎患者等，手术在负压手术室完成。手术中应关闭净化系统，避免污染的扩散。在手术完成后，可以使用过氧化物类消毒液，如过氧乙酸、过氧化氢、二氧化氯等进行终末消毒。

新冠病毒感染确诊患者手术后要进行终末消毒，建议消毒后对物体表面进行新冠病毒核酸检测，以监测消毒效果。

三、手术室清洁与医疗设备的消毒

环境的清洁消毒是预防医院感染的一项基础工作，对于控制医院感染的暴发起着非常重要的作用。加强频繁接触环境表面的清洁和消毒，能够减少环境中的病原微生物。2013 年北京市卫生局发布了由北京市医院感染管理质量控制和改进中心专家制定的《北京市医疗机构环境清洁卫生技术与管理规范》，并组织全市医疗机构进行培训和检查。2016 年发布的《医疗机构环境表面清洁与消毒管理规范》（WS/T 512－2016）是目前医疗机构遵守的基本要求。

工作要求包括确定实施感控工作的主责部门及监管部门，明确岗位职责；确定不同风险区域环境物表清洁消毒的基本规范、标准操作流程和日常监督检查的流程，并开展相关培训；此外还应进行环境清洁效果监测；掌握操作流程的落实情况；其中也包括空调通风系统、空气净化系统与医疗用水实施清洁消毒和监管部门的履职情况，以促进临床规范执行操作规程及各项日常监测程序等。

(一)手术室的清洁

1.清洁范围应包括手术间的所有区域，如手术床、所有推车及其车轮、所有设备台面、手术灯及其固定装置、器械柜的把手、脚踏板、吸引器瓶和地面等。为了保证接台手术之间的清洁消毒范围和效果，可以通过检查清单的方式，让保洁人员和医护人员确认未遗留卫生死角。

2.加强清洁消毒工作可以降低医院获得性感染风险。按照《医疗机构环境表面清洁与消毒管理规范》的要求，医务人员应负责使用中的诊疗设备与仪器的日常清洁与消毒工作，并指导环境清洁人员进行清洁与消毒。有研究显示，对于高频接触环境中物体表面的随时清洁消毒工作，护士比保洁员能更好地完成任务，建立最大无菌预防屏障。

3.在环境清洁中应树立清洁单元的理念，遵循单元化操作的原则，在完成一个清洁单元的清洁工作后所有使用过的清洁工具都应该更换，不能现场复用。对于低、中风险单元(包括环境单元、麻醉单元、护理单元)可以使用醇类或双链季铵盐类消毒液。对于乙肝、丙肝甚至艾滋病感染患者，清洁消毒使用醇类或双链季铵盐即可。而对于亲水性病毒，如肠道病毒等应使用含氯消毒液，如果怀疑艰难梭菌感染则使用含有效氯 5000 mg/L 的消毒液进行消毒。

地面易受到手术中患者血液、体液的污染，应使用 500 mg/L 的含氯消毒液进行拖地。

4.清洁工作完成后，要按照规范的要求落实手术室的自净时间，达到标准后方可进行下一台手术。

（二）医疗设备的消毒

1.随时消毒

所有的医疗设备在每一位患者使用前和使用后均应进行清洁消毒。按照规范的要求进行去污、清洁、消毒和灭菌。

清洁应该按照 Spaulding 分类法进行。低度、中度和高度危险性物品并不是按照设备是否被污染，而是针对设备对医护人员和患者可能造成的风险大小确定。

在手术室中仅接触患者完整皮肤的设备，如手术床、治疗车、麻醉机、电脑等可采用清洁或低中效消毒措施。消毒使用的抹布应选择超细纤维材质，既能减少消毒液的使用，也能更好地保证消毒效果。可以使用双链季铵盐的湿巾进行清洁消毒。接触患者不完整皮肤的设备则需要进行高效消毒，如使用含氯消毒液或具备高水平消毒效果的湿巾。

手术完成后，确保对所有手术间内设备进行清洁和消毒，包括患者使用过的物品。

2.终末消毒

对于感染手术或传染性疾病手术后的手术间应进行终末消毒。推荐的消毒液为 500～1000 mg/L 的含氯消毒液、75% 乙醇或消毒湿巾，对所有物体表面进行擦拭，也可以使用其他环境表面清洁消毒方式，确保不易消毒的表面能够被消毒液完全覆盖。

（三）麻醉设备的清洁消毒

现代医院均配置洁净手术室，虽然手术室的净化级别不同或采用放射线防护或正负压切换等不同功能，在启动层流净化后均能达到静态下的空气和物体表面的无菌标准，但无法做到对麻醉机进行有效防护，成为导致医院感染的危险因素之一。

手术后，应对设备能够拆卸的部分进行消毒。不能浸泡消毒的物品，如可视喉镜、听诊器、导线等，使用 75% 乙醇或含氯消毒湿巾反复擦拭消毒 3 遍，放置在指定区域；可以浸泡消毒的物品，如纤维支气管镜、喉镜镜片、血压计袖带等放在指定区域，手术完毕后统一使用 2000 mg/L 含氯消毒液先浸泡预消毒，然后再送消毒供应中心处理。对于传染性或感染性疾病患者尽可能使用一次性麻醉物品。非一次性使用麻醉物品在使用前应罩上一次性保护套。如怀疑污染，应按照消毒标准进行充分洗消后方可使用。

传染性或感染性患者使用后的麻醉机应及时进行消毒。不同品牌或型号的麻醉机可能需要特定的程序，包括环氧乙烷、过氧乙酸、气化过氧化氢、戊二醛等，并对呼吸回路进行消毒。可以使用复合醇消毒机对内呼吸回路进行消毒，将乙醇以气压式等离子雾化分布于麻醉机内呼吸回路。使用时将麻醉机内呼吸回路与消毒机回路通过螺纹管进行对接，无须拆卸麻醉机，雾化消毒 10 min，解析干燥 20 min，即可完成。二氧化碳吸收罐使用 2000 mg/L 含氯消毒液完全浸泡 30 分钟以上。使用麻醉机内管路消毒机对麻醉机进行消毒后，可以达到有效的消毒效果，相比使用含氯消毒液浸泡具有更好的效果。可选用过氧化氢或臭氧等合规有效的方法进行消毒，对枯草杆菌黑色变种芽孢的平均杀灭对数值均＞3.00。

（四）清洁消毒后的监测

1.手术室的日常监测是质量控制的重要环节，可以了解手术室环境卫生和消毒灭菌质量，及时发现环境清洁消毒工作中的风险隐患。抽查分析某医院手术室连续 4 年消毒质量监测数据，总体合格率为 97.59%，其中空气消毒合格率为 100%，物体表面合格率为 96.05% 并呈逐年增加趋势。按照规范要求连续进行监测是保证手术室安全的重要措施。

2.ATP 荧光检测法

细菌定量检测法是评价环境物体表面污染程度的"金标准"，但需要培养 24~48 小时才能出结果，且厌氧菌和病毒得不到检测。ATP 荧光检测法利用荧光素酶测定环境物体中微生物和体细胞中的腺苷三磷酸（ATP）发光值（RLU）。此方法具有便携式设备、快速出结果的优势，能够综合反映物体表面的清洁度。与细菌定量检测具有较好的一致性，文献报道其决定系数可达 0.98，可作为检测物体表面清洁效果的方法。

四、手术室织物的处理和医护人员的防护与处置

（一）织物的处理

1. 所有感染性疾病或传染性疾病患者使用过的织物均应进行消毒处理，装入橘红色医疗废物袋并扎紧，外贴专用标识如"新型冠状病毒肺炎"后进行单独处置。如需复用应向接收人员交接清楚，压力蒸汽灭菌或消毒浸泡后再按规范进行清洗。

2. 进入手术间的医护人员穿着的衣帽和服装脱除后要统一收集，尽可能使用一次性物品，按照感染性医疗废物进行处理。棉制品或其他材料制成的复用织物要进行消毒。

（二）医护人员的防护与处置

1. 针对感染性疾病患者进行的手术，医护人员应采用阻水阻菌材料制成的手术衣或隔离衣，针对经空气传播疾病患者的手术，医护人员应穿着相应的防护服。

2. 使用后的防护用品应遵守脱除的流程，防止医护人员的污染。一次性使用防护用品应按照医疗废物的处理原则进行处置。复用的防护用品要进行灭菌处理。

3.医护人员操作中应遵守针刺伤防范的基本原则，尽可能使用安全针具，并采取有效措施减少针刺伤带来的伤害。

4.发生医护人员感染暴露或体液喷溅、有针刺伤后应规范采取处置措施并按照流程报告主管部门。

（张越巍　武迎宏　执笔　田鸣　郭宝琛　审校）

参考文献

1. Birnbach DJ, Rosen LF, Fitzpatrick M, et a1. The use of a novel technology to study dynamics of pathogen transmission in the operating room. Anesthesia & Analgesia, 2015, 120(4):844-847.

2. Dancer SJ, White LF, Lamb J, et al. Measuring the effect of enhanced cleaning in a UK hospital:a prospective cross-over study. BMC Medicine 2009, 7:28.

3. Chen XD, Liu YH, Gong YH, et al. Perioperative management of patients infected with the novel coronavirus recommendation from the Joint Task Force of the Chinese Society of Anesthesiology and the Chinese Association of Anesthesiologists. Anesthesiology, 2020, 132(6):1307-1316.

4. Li WX, Huang JP, Guo XY, et al. Anesthesia management and perioperative infection control in patients with the novel coronavirus. J of CVA, 2021, 35:1503-1508.

5. 北京市医院感染质量控制和改进中心, 北京市临床麻醉质量控制与改进中心, 北京护理学会. 新型冠状病毒肺炎疫情期间围手术期感染防控措施指引(试行). 中华医院感染学杂志, 2020, 30(17):2592-2594.

6. 湖南省麻醉医疗质量控制中心. 湖南省新型冠状病毒感染肺炎麻醉科防控方案. 中国现代医学杂志, 2020, 30(5):60-65.

7. 雍旭, 徐旭. 医疗设备消毒在新型冠状病毒肺炎救治中的重要性. 中国医疗设备, 2020, 35(S1):3-4, 6.

8. 张静, 张波, 倪晓平. 《医疗机构环境表面清洁与消毒管理规范》实施解疑. 中华医院感染学杂志, 2018, 28(3): 473-476.

9. 周敏, 周金梅, 马晓化, 等. 非层流手术室空气质量影响因素与控制措施研究. 现代护理, 2006, 12(18):1675-1676.

10. 中华人民共和国国家卫生和计划生育委员会. 医疗机构环境表面清洁与消毒管理规范: WS/T512-2016. 中国感染控制杂志, 2017, 16(4):388-392.

11. 张昆, 王古岩, 康宏, 等. 不同人员消毒对介入导管室物体表面除菌效果的研究. 中华医院感染学杂志, 2015, 25(22):5259-5263.

12. 徐虹, 倪晓平. 《医疗机构环境表面清洁与消毒管理规范》重点解读. 中国消毒学杂志, 2017,

34(4)：356-359.

13. 杨绮莉，周怡. 《医疗机构环境表面清洁与消毒管理规范》在术后环境终末消毒中的应用. 实用临床护理学杂志，2017, 2(52):191-192.

14. 刘军，费春楠，纪学悦，等. 不同材质抹布对医疗机构环境物体表面清洁消毒效果的影响. 中国感染控制杂志，2019, 18(9):863-866.

15. 孙立春，王健. 各类层流手术间的麻醉机细菌培养结果对应用消毒机必要性的认定. 中国医疗器械信息，2018, 24(9):40-41, 55.

16. 林程程，汪淑敏，赖红燕，等. 麻醉科仪器设备消毒管理策略分析. 麻醉安全与质控，2020, 4(5):283-286.

17. 钟国宁，李秋生，马丹. 手术室麻醉器材消毒与院内感染控制的相关性. 中国公共卫生管理 2015, 31(4):519-520.

18. 丁红，陈旭素，许立倩，等. 新型冠状病毒肺炎患者的麻醉护理防控工作建议专家共识. 护理学报，2020, 27(5):64-67.

19. 中国心胸血管麻醉学会围手术期感染控制分会，全军麻醉与复苏学专业委员会. 新型冠状病毒肺炎患者围手术期感染控制的指导建议. 麻醉安全与质控，2020, 4(1):5-8.

20. 北京市临床麻醉质量控制和改进中心专家组. 麻醉科防控新型冠状病毒肺炎工作建议(第1版). 麻醉安全与质控，2020, 4(1):1-4.

21. 中华医学会麻醉学分会骨科麻醉学组，中华医学会麻醉学分会青年委员会. 新型冠状病毒肺炎防控疫情后期有序开展择期手术的麻醉预案管理. 2020, 4(3):125-130.

22. 苗壮，闻庆平. 新型冠状病毒肺炎患者麻醉机使用的感控管理. 大连医科大学学报，2020, 42(2):172-176.

23. 苏梅，土倍，田梅，等. 某三级甲等综合性医院麻醉机内管路污染及消毒机消毒效果调查. 新疆医科大学学报，2015, 38(6):784-786.

24. 李悄媛，王海波，李健红. 两种麻醉机内部消毒方法对麻醉机细菌检出阳性率、呼吸道感染率的影响. 临床医学工程，2019, 26(7):869-870.

25. 刘喆，周勇，张军，等. 麻醉机呼吸回路消毒方式对呼吸回路中病原菌污染的影响分析. 中华医院感染学杂志，2016, 26(2):5659-5661.

26. 林海荣，邱晨. 两种麻醉机内部消毒方法对麻醉机细菌阳性检出率及呼吸道感染率的影响比较. 中国实用医药，2020, 15(16):171-173.

27. 胡佳，李裕明，蔡慧玲，等. 一种麻醉机回路消毒机消毒效果及安全性的试验观察. 中国消毒学杂志，2020, 37(4):241-243, 246.

28. 冯丹，郭黄吉，王显荣，等. 遵义某医院2015–2018年手术室消毒质量监测分析. 中国公共卫生管理，2019, 35(5):694-696.

29. 张丽娜，曹子晶，尹光昕，等. ATP生物荧光法监测医疗机构环境物体表面洁净度的效果评价. 世界最新医学信息文摘，2018, 18(18):195-196.

30. 陆烨，胡国庆，李晔，等. ATP生物荧光法用于医疗机构环境物体表面清洁消毒效果评价研究. 中国消毒学杂志，2016, 33(6):530-532, 536.

第二节　手术后污染物的处理

一、手术后污染物种类

1. 医疗废物分类：医疗废物分类主要有 5 种，包括感染性、损伤性、病理性、化学性和药物性废物。其主要危险在于感染性和毒性作用。

2. 呼吸道传染病的污物：包括被它污染的固体、液体和气体。

手术后污染物的处理，主要包括医疗废物、病理标本、手术器械、防护用品以及手术室内空气的处理。

二、手术后污染物处理原则

（一）医疗废物的处理

1. 医疗废物管理

（1）医疗废物的处置应遵循《医疗废物管理条例》和《医疗卫生机构医疗废物管理办法》有关规定，进行规范处置。

（2）医疗废物达到包装袋或利器盒 3/4 时，应当有效封口。标识清楚、密闭转运。

2. 医疗废物的处理流程和方法

国家有非常明确和详细的规定。医疗单位是医疗废物的直接生产者，在医疗废物的处理方面，需要医务工作者按照规定进行简单的分装、消毒、明确标识后，由医院相关部门负责密闭转运。

（二）病理标本的处理

处理病理标本使用专用容器；病理标本及时用福尔马林液浸泡

（福尔马林由 36% 甲醛与 10%~15% 甲醇混合制成，是消毒液、防腐剂，也是固定剂）。疫情期间，建议在容器外面再套袋子，喷洒消毒后送出。联合院感科、病理科等相关部门协商，规划流程，确定路线，并且培训到位，责任到人，定期演练，以免出错。

（三）手术器械的处理

参照国家标准，按照复用器械的清洁、消毒、灭菌程序进行处理。

（四）防护用品的处理

不同类别的防护用品采用不同的方法消毒。

1.在指定区域、以标准规范的方法脱下来的一次性防护用品，其处理方法同一次性的医疗废物。

2.重复使用的防护用品放到专用回收筐内；眼镜、护目镜可使用含氯消毒液浸泡消毒后清洁备用。正压头套等个人防护装置可根据医院规定，参考设备使用说明书中消毒、灭菌流程进行处理。

（五）手术室内空气的处理

负压手术室使用应该注意：

1.高效过滤器按照国家规范定期更换。

2.启用前应请第三方进行检测合格，使用中减少开门的次数。

3.无关人员减少进出。

三、感染手术管理原则

1.尽量选择使用一次性物品。

2.复用物品和器械使用后及时密闭运送至消毒供应中心，由消毒供应中心统一进行消毒、灭菌，消毒、灭菌后按复用器械流程消毒、灭菌处理。

3.其余相关用品在手术室消毒后进行灭菌，根据不同类型的感染来决定灭菌方法。

（1）如引起炭疽、气性坏疽、破伤风等疾病的病原体及朊病毒等不易杀灭，普通消毒无效。手术过程中应注意防护，避免扩散，还应保证复用器械密闭运送至消毒供应中心做彻底的灭菌处理。

（2）对于引起艾滋病、乙型肝炎、丙型肝炎主要经过血液传播的疾病的病原体，体外生存率并不强，普通消毒方法就可以杀灭，重点应该放在术中防护。

四、手术后感染防控要求

1.环境管理

（1）术后即刻行手术间的清洁消毒。

A类患者术后应先进行手术间消毒，再按本机构感染手术间的终末清洁、消毒处理流程进行，接台间隔时间不少于120分钟。

B类患者术后按本机构感染手术间终末清洁、消毒处理流程进行，接台间隔时间不少于60分钟。

C类患者术后按本机构常规手术间清洁、消毒处理流程进行，手术接台间隔时间不少于30分钟。

（2）A、B类患者手术后的手术间，完成清洁、消毒流程后宜安排同类手术，如短期内无同类手术，建议根据机构特点和实际情况进行评估后决定是否安排C类患者手术。

（3）麻醉恢复期间隔离区、转运途径和电梯间的清洁、消毒处理参照本机构相关流程。

2.患者管理

参照感染防控的相关规定管理。

3.设备管理

手术间内相关设备应参照感染防控的相关措施进行处理。

4.器械物品管理

（1）A类患者术后的一次性物品按涉疫医疗废物处理，密闭运送，专人专车转运。B、C类患者术后一次性物品按医疗废物管理，收集转运。

（2）A、B类患者手术后非一次性器械物品宜密闭运送，根据本机构特殊感染器械要求进行清洗、消毒、灭菌，C类患者术后非一次性器械物品按常规手术器械处理。

（3）A、B类患者术后的织物根据相关感染防控相关措施进行处理，宜使用一次性水溶性包装袋。

五、手术后污染物的清洁、消毒和灭菌

(一)消毒和灭菌的原则

按照传染病防治法的要求，进入人体组织、无菌器官的医疗器械、器具和物品必须达到灭菌水平。

1.接触皮肤和黏膜的医疗器械或器具达到消毒水平。如听诊器只接触皮肤；喉镜片进行插管时只接触口腔黏膜；口腔可视软镜只是达到呼吸道的黏膜水平，未深入组织中。

2.麻醉机的内回路仅通过呼吸道接触黏膜，达到中高水平以上消毒水平即可，无须达到灭菌的水平。

3.使用纤维支气管镜定位后，因接触范围为黏膜水平，因此达到消毒标准即可；使用纤维支气管镜取活检时，因达到组织水平，需对纤维支气管镜进行灭菌处理。

(二)清洁与消毒人员分工

1.按照相关法规的要求，护士负责诊疗设备仪器和日常清洁消

毒，麻醉医师在诊疗过程中，对于小面积血液污染（如 10 ml 以下）要立即清洁消毒，不要等手术结束后再擦拭。

2. 环境卫生服务人员负责环境和器具表面的清洁与消毒，在护士的指导下对诊疗设备进行终末消毒。

（三）清洁、消毒的注意事项

1. 清洁人员要加强防护

（1）要针对病毒进行防护。

（2）消毒液本身具有腐蚀性，浓度的高低决定腐蚀性大小。选择能达到消毒水平，且对病毒具有杀灭作用的最低有效浓度；消毒液浓度太高对环境、人体都有伤害。

（3）传染病手术要减少共用设备，移除不必要的设备或者不适用的设备，如除颤器等。

2. 特别强调清洁的重要性

不能以喷洒消毒液、照紫外线灯的方法代替擦拭清洁和消毒。血液和唾液在物品表面会形成生物膜，形成细菌的培养基，要在清洁和消毒的基础上再进行紫外线照射消毒。

六、环境和物品表面的清洁与消毒

（一）环境和物品表面清洁与消毒的意义

环境表面是细菌的储存库，医院感染的暴发流行与医院环境的清洁卫生程度关联密切。

手高频接触的物品表面高度危险，如给患者行动脉穿刺的托手架、器具表面、体外循环机表面、注射泵等。在没有清洁之前，细菌数量超标达上千倍。利用荧光示踪法模拟手术室内微生物的传播，可发现患者唇部和口内的荧光染料，在麻醉医师实施气管插管术操作后，经麻醉医师的手接触播散至喉镜、手术床、麻醉机、听诊器、门把手等处。

（二）常用物品表面消毒液的选择、浓度和使用方法

1. 常用物品表面消毒液选择

物品表面消毒常用含氯消毒液，其他合规有效的消毒液均可使用。

2. 常用物品表面消毒液的浓度

（1）非传染患者，使用低中效消毒（500~1000 mg/L 含氯消毒液）。

（2）传染或感染性疾病患者，如乙肝、艾滋病、结核手术后要使用高效浓度消毒液（2000~5000 mg/L 含氯消毒液）。

3. 常用物品表面消毒液的使用方法

（1）喷洒法：按照浓度要求配比到适合浓度喷洒。

（2）浸泡法：将物品放在消毒盆（如非一次性的喉镜片）冲洗，随后浸泡在 2000 mg/L 的含氯高效消毒液 30 分钟，清水冲洗晾干。

（3）擦拭法：用乙醇或含氯消毒液擦拭。

4. 其他

（1）对于电脑的屏幕或者键盘等难以清洗消毒的物品，可术前采用一次性保护膜覆盖，术后去掉。

（2）小件物品（如听诊器或喉镜片），可采取擦拭法或者浸泡法，按照有效消毒液浓度进行擦拭或浸泡。

（3）转运车、监护仪的消毒方法同手术室内器械的综合消毒。

七、仪器设备的清洁、消毒和灭菌

（一）环境和仪器设备的消毒可以分为随时消毒和终末消毒

1. 随时消毒是对污染的物品和场所及时进行消毒处理。

2. 终末消毒是指感染源离开疫源地后的消毒，在手术患者离开后，进行彻底消毒处理。

（二）仪器设备的消毒按照设备结构分为表面消毒和内部消毒

　　1.手术间内环境表面的常规清洁消毒

　　手术间内环境表面的常规清洁、消毒工作是控制感染的基本措施，应确保终末消毒后的场所及其内各物品不再有病原体存在。

　　（1）仪器设备表面可用含氯消毒液消毒，以均匀潮湿为度；不耐腐蚀的设备表面用75%乙醇擦拭消毒；不能采取以上消毒方式的设备可用透明薄膜或袋密封，每次更换。清洁适用于各类仪器设备表面，清洗适用于耐湿的设备。

　　（2）仪器设备台面用清洁布巾或消毒布巾擦拭，对管腔和表面不光滑的物品使用清洁剂浸泡、手工刷洗或超声清洗；可拆卸的复杂物品应拆开后清洗。

　　2.麻醉用仪器设备的内部消毒

　　麻醉机与院内感染发生密切相关，为每一位患者提供不含致病微生物的清洁的麻醉机是安全麻醉的要素。

　　对于传染病特别是呼吸系统传染性疾病患者麻醉，规范使用和正确消毒麻醉机相关部件极为重要。为减少仪器设备污染，可以采取有效的防护措施，遵循尽可能减少暴露的原则。使用一次性、透明且低廉的防渗包装纸保护麻醉机，可明显减少麻醉机上细菌种类的密度和多样性，减少病原体在患者之间的传播，降低麻醉机可能导致医源性感染的发生。此外，研究表明，麻醉机部件表面的高光滑度可明显提高消毒湿巾消毒的效果，最大程度减少病原体在患者之间的传播，降低医院感染的风险。

（三）麻醉机消毒分为物表消毒与回路消毒

　　1.麻醉机物表消毒

　　见前述环境与物表消毒相关内容。

　　2.麻醉机回路消毒

　　（1）麻醉机外回路：建议用一次性耗材，用后妥善处理。

（2）麻醉机内呼吸回路：机器内部回路（包括钠石灰罐）的消毒是长期以来被忽视的内容；对预防患者之间交叉感染，防止手术室内医护人员的职业暴露，具有重要意义。

①可采用麻醉机管路消毒机，包括臭氧、过氧化氢、复合醇，以及高温高压消毒，严格按照设备说明书推荐的消毒方式进行。

2018 年中国心胸血管麻醉学会围术期感染控制分会曾经发表过《麻醉内呼吸回路消毒的指导建议》，建议使用复合醇麻醉回路消毒机进行消毒。复合醇以乙醇成分为主，对麻醉机的腐蚀性较轻，将螺纹管和麻醉机消毒机对接后 30 分钟，就能完成消毒。若没有配置麻醉回路消毒机，仍建议拆卸后送到消毒供应室进行消毒。

②对尚未完全排除的新冠病毒感染高风险、疑似或确诊病例，建议使用后采用高压灭菌的方式消毒，拆卸机器的工作人员要规范防护。流量传感器、积水杯按说明书处理或一次性使用。

总之，麻醉相关设备最重要的就是麻醉机的消毒，要参照麻醉机清洁、灭菌和消毒的说明书，根据患者病情，是否有呼吸系统传染病以及传染强度等，选用消毒液、回路消毒机、高压消毒等方式。特殊情况应根据部门现有条件与院感管理部门沟通达成共识，制订切实可行的消毒方法。

③过滤器分两种，一种是单纯的过滤器，对于新冠肺炎和其他呼吸系统传染病，建议在麻醉机的入气端和出气端各放一个。最好是放置于呼气端、面罩或气管导管与呼吸回路之间，必要时在三处各置一个呼吸滤器。优先选用具有病毒过滤效能高的呼吸过滤器，任何形式的液体污染应及时更换，保证有效过滤；采样管放置在过滤器之后。另一种是复合式人工鼻，有过滤和加温加湿功能。很多过滤滤器可以清除细菌和病毒，清除率相当于 N99 口罩的水平，可达到 99.999%。但单纯的湿热交换器人工鼻并没有过滤功能，对于预防新冠肺炎无效。

使用双呼吸过滤器应分别置于机器的吸气和呼气端口。

④ 建议联合使用麻醉内回路消毒机与过滤器。

（四）其他仪器设备

1. 喉镜片：要注意喉镜柄的擦拭和清洁。

2. 纤维支气管镜：镜身、内腔都要清洗，最经典的办法是使用戊二醛浸泡。延长戊二醛浸泡时间可达到不同的消毒和灭菌水平，浸泡45 分钟以上可以消灭结核分枝杆菌，浸泡 10 个小时可达到灭菌水平。

3. 超声探头使用无菌保护套，也可用2% 戊二醛浸泡消毒。

八、新冠肺炎疫情期间污染物就地处理注意事项

新冠肺炎传染性较强，需要特别强调"就地处理"。污染区、手术室内垃圾要初步无害化处理后再密闭转运。

1. 垃圾袋和利器盒避免装得太满，建议最多达容积的 3/4，然后套双层垃圾袋封口。每一层都用含氯消毒液喷洒，做明确标识，最外面喷洒消毒液后送出。

2. 病理标本的处理：使用专用容器，及时用福尔马林浸泡。

3. 负压手术室使用应该注意几点：

（1）高效过滤器按照国家规范定期更换。

（2）启用前应请第三方进行检测，合格后使用；术中减少开门次数。

（3）无关人员减少进出。

4. 疫情期间预案

（1）建议在容器外面再套袋子，喷洒消毒液以后再送出。联合院感、病理科等相关部门协商，规划流程，确定路线，并且培训到位，责任到人，定期演练，以免出错。

（2）针对新冠肺炎手术间的清洁、消毒：

①术中小面积污染，使用乙醇或者含氯消毒液擦拭。

②出现大量污染时（如地面 20 ml 血或 50 ml 血），首先用 2000~5000 mg/L 含氯消毒液浸泡的抹布覆盖，随后将血和抹布包裹在一起放入垃圾袋，再进行清洁和消毒的处理。

③手术结束后还要对手术间进行综合消毒，分三个步骤：

A. 擦拭：先用 2000 mg/L 含氯消毒液把手术间所有的物品表面都擦干净，非感染患者使用 500~1000mg/L 的浓度即可，消毒 30 分钟。

B. 清洁：抹布擦拭物表。

C. 通风或者开层流须大于 2 小时。

（3）新冠肺炎疫情期间，要重视公共区域和公共用具的防护。

如办公室门把手、电视、开关，平时要经常用含氯消毒液擦拭。

在污染区佩戴的口罩、手套，按照就地处理的原则及时处理。

（郭瑞宏　张小青 执笔　程灏　郭宝琛 审校）

参考文献

1. 程灏. 手术后污染物的处理. 围术期新冠肺炎防控资料汇编, 2020: 71-73.
2. 北京市护理质量控制与改进中心. 北京市医疗卫生机构护理防控指引, 2020. 5. 30
3. 北京市医院感染管理质量控制和改进中心, 北京市临床麻醉质量控制和改进中心, 北京市护理质量控制与改进中心. 关于新型冠状病毒肺炎疫情期间围手术期感染防控措施指引(试行), 2020. 3. 17.
4. 池萍. 仪器设备及非一次性物品的消毒. 围术期新冠肺炎防控资料汇编, 2020: 65-67.
5. 中华人民共和国国家发展和改革委员会. 国家危险废物名录(2016年版), 2016.
6. 王古岩. 麻醉机内呼吸回路消毒及灭菌的指导建议[J]. 中华麻醉学杂志, 2018, 38(12): 1417-1420.
7. 武良玉, 程灏. AIDS患者的麻醉及医务人员职业暴露处理[J]. 临床麻醉学杂志, 2017, 33(12): 1234-1237.
8. 中国心胸血管麻醉学会围术期感染控制分会. 新型冠状病毒肺炎患者围术期感染控制的指导建议, 2020.

第六章　围手术期感控工作流程

第一节　择期手术工作流程

新冠肺炎疫情期间，在严格完善感控体系建设基础上，加强多学科协同合作，将联防联控关口前移，进一步加强术前、术中和术后全流程疫情防控管理，防范围手术期偶发及聚集性暴发疫情，筑牢患者术前筛查"最后一道防线"，是麻醉科的重要任务。择期手术的感控工作是本节的重点阐述内容。

一、术前评估准备

（一）患者筛查

1. 术前访视。麻醉医师除严格进行常规术前麻醉访视评估外，还应对所有手术患者追加以下排查：①依据当地联防联控政策进行隔离标准排查；②依据《新型冠状病毒肺炎诊疗方案（试行第九版）》对拟手术患者进行新冠肺炎流行病学史、发热／呼吸道症状史、肺部影像异常史（简称三史）排查；③根据本机构新冠肺炎患者预检排查流程（参照《医疗机构传染病预检分诊管理办法》《原卫生部令第 41 号》制定）筛查新冠病毒核酸检测结果。

2. 患者转运期间，接送患者的工作人员除对患者身份、手术名称等常规信息核查外，必须查看有无患者新冠病毒核酸、肺部影像检查项目，如有缺项需立即上报，待项目完整后再行转运患者。转运期间，接送患者的工作人员及患者应全程佩戴医用口罩，按照预设路线进行转运。

3. 患者到达手术等待区，工作人员除进行常规信息核查外，必须再次测量体温，查看患者新冠病毒核酸检查结果、肺部影像检查结果，详细询问完成三史排查。上述检查结果正常，排除新冠病毒感染，可正常手术。结果异常时，如患者有发热（≥37.3℃）、咳嗽等呼吸道症状，肺部影像检查、核酸检查结果不全或可疑，应及时上报科室讨论处理意见。此类患者可采取两种处理方法：①暂停手术，送回病房进行后续治疗，转运人员、设备和物品按照终末消毒要求处理。②按照疑似/确诊新冠病毒感染患者要求实施手术（负压手术间完成手术，医护人员三级防护，手术间术毕实施终末消毒处理，登记并上报手术相关信息）。

（二）环境准备

筛查结果均正常时，对于实施择期手术的非新冠病毒感染患者，尽量选择具备空气洁净独立机组的手术间；连台手术时，术间必须行终末消毒且时长至少 30 min。

若筛查结果不全或可疑，但患者病情要求必须立即手术时，按照疑似/确诊新冠病毒感染患者手术时的手术间要求：①负压手术间：有条件首选，由设备管理人员确认系统运行正常，符合感染手术要求后方可使用；②净化手术间：无负压手术间的医院，尽可能选择空间位置相对独立，有独立净化空气循环机组和排风系统的手术间，并关闭新风及空调系统；③普通手术间：经过医院感染管理部门评估，空间位置相对独立并门窗密闭，将可能的污染率降至最低。同时手术间内应划定缓冲区（污染、半污染、洁净区），保障患者专线、专梯、专人转运。

（三）防护准备

所有直接或间接参与手术的人员均需进行医务人员安全防护相关

培训，熟练正确掌握各类防护用品使用范围及使用方法，熟知本医院感染防控要求与新冠肺炎疫情时期择期手术工作流程。医院感控部门应协助手术部门准备合格的防护装备，划定防护装备脱卸区域，并严格执行培训防护工作流程。

经过筛查流程，结果均正常的非新冠肺炎患者，采用标准防护措施：①患者戴医用口罩；②医护人员穿工作服（洗手衣），戴一次性手术帽、外科口罩，完善手卫生并戴橡胶手套，麻醉医师在气管插管及拔管时建议佩戴护目镜或防护面屏。

经过筛查流程，检查结果不全或可疑时，确保麻醉及手术所需物品在进入术间前准备完善；参加手术人员最少化，医护人员在标准防护措施的基础上加强防护：佩戴 N95 口罩，穿防护服、隔离衣，戴双层橡胶手套、护目镜或防护面屏，穿鞋套及靴套（穿戴流程按照新冠肺炎防控要求）。如不慎被患者血液、体液、分泌物、排泄物污染手套，需立即脱掉外层手套、快速手消毒后更换外科手套。

二、术中麻醉防护

（一）麻醉方式及工具选择

筛查结果均正常时，患者的手术麻醉可按照常规流程进行。若筛查结果不全或可疑时，新冠肺炎疫情时期患者的手术麻醉方式及工具选择应更加谨慎：①条件允许，首选椎管内麻醉及区域阻滞麻醉以降低病毒通过呼吸道分泌物传播风险；②使用可视化工具提高气管插管成功率；③呼吸环路应加装呼吸过滤器；④推荐使用一次性麻醉耗材用品，并按照感染防控要求进行处理。建议配备经验丰富的麻醉医师执行麻醉操作，以缩短操作暴露时间，避免因反复操作增加感染风险，并有助于提升准确率。

（二）气管插管

术前对患者气道进行充分评估，非困难气道患者可采用快速诱导技术，合理选择肌松药，待完全起效后进行插管操作，避免插管过程中患者呛咳。困难气道患者，需在保留自主呼吸下进行气管插管。建议充分合理镇静、镇痛，完善表面麻醉，尽量避免和减少患者出现咳嗽反射。对未预料的困难气道患者，在首次气管插管操作失败后，可立即置入喉罩（优选可插管喉罩），避免反复尝试气管插管带来感染风险。如出现多次多方法尝试均通气失败，患者出现低氧血症时，可立即使用肌松拮抗剂；建立经环甲膜穿刺切开的有创气道不失为确保患者气道安全的选择。

（三）气管拔管

拔管时机应选择在患者意识尚未完全恢复时，在较深麻醉下提前吸引清除气道内分泌物（推荐使用密闭式吸痰器），待已经恢复规律自主呼吸符合拔管条件时拔管，尽量避免患者躁动与呛咳。患者苏醒期可预防性给予利多卡因（1 mg/kg）、小剂量阿片类药物或术中持续输注右美托咪定等。拔管后，立即给予面罩吸氧（面罩与管路间保留呼吸过滤器），严密监测患者呼吸及其他生命体征。

三、术后随访管理

术前筛查结果正常的手术患者，术后登记手术麻醉相关信息，由术间麻醉恢复室复苏后转运至病房（或 ICU）观察，有条件的医院建议新冠肺炎疫情期间采用单人间（或间隔病床），术后 1~3 日回访登记。如果术后出现不能解释的发热及呼吸道症状应及时进一步筛查隔离，并上报医院感染管理部门。

术前筛查结果可疑时，全身麻醉患者术毕如不需要继续呼吸支持，可在手术间拔除气管导管充分复苏后转运至负压病房（ICU）或隔离病区进一步观察。术后密切随访，对术前缺项检查及可疑结果者进行登记，如果确诊为新冠肺炎患者，立即启动相应处理流程。

（周阳　王军　执笔　姚兰　吴迪　蒋建渝　审校）

参考文献

1. 孙育红. 疑似或确诊新型冠状病毒肺炎患者手术管理方法. 中华现代护理杂志, 2020(8): 1016-1018.
2. 国家卫生健康委办公厅. 国卫办医函〔2020〕75号《新型冠状病毒感染肺炎防控中常见医用防护用品使用范围指引(试行)》, 2020-01-27.
3. 北京市医院感染质量控制和改进中心, 北京市临床麻醉质量控制与改进中心, 北京护理学会. 新型冠状病毒肺炎疫情期间围手术期感染防控措施指引(试行). 中华医院感染学杂志, 2020, 30(17):2592-2594.
4. 高兴莲, 杨英, 吴荷玉, 等. 新型冠状病毒肺炎疫情后期手术室感染防控管理. 护理学杂志, 2020, 35(9):11-14.

第二节　日间手术工作流程

随着新冠肺炎疫情得到控制，各医疗机构择期手术逐步有序恢复，手术患者逐渐增多，防控压力增大，如何根据疫情形势的变化，做到科学、精准、高效、有序防控，避免院内感染、传播，最大可能满足患者的就医需求，提供高质量的麻醉服务，是当下面临的重大挑战，本节仅就日间手术工作流程进行梳理，为疫情防控常态化下开展日间手术麻醉业务提供参考。

一、手术预约

1. 日间手术为择期手术，所有预约日间手术的患者在手术前均应到麻醉门诊进行评估，建议患者在预约手术时间前的1周内到麻醉门诊进行术前评估。患者还应提供是否有疫苗接种史，流行病学史包括近期是否去过中、高风险地区，是否接触过境外回国人员，接触的周围人员是否有发热患者等；除常规术前检查结果外，需提供医疗机构认可的健康码，预计手术日前1周内新冠病毒核酸检测阴性结果，以及血常规、新冠病毒抗体（如需要）及胸部CT的阴性结果（如需要）。

2.既往曾感染新冠肺炎已愈患者，体温正常但筛查结果存疑者，应请感染病学专家会诊，排除新冠肺炎感染或确认不具有传染性方可预约手术。

二、手术麻醉防护

（一）防护

1.陪护家属

患者进入医疗机构内部应全程佩戴口罩。原则上只能由一位家属陪同，陪同家属在陪同手术期间应全程佩戴口罩，并提供医疗机构认可的健康码，必要时提供7日内核酸检测阴性结果。严格执行分时段手术制度，家属等候区座椅间隔1米以上，避免人群聚集。

2.信息核对

核对患者信息，测体温，再次详细确认病史，包括流行病学史及新冠病毒筛查相关检查结果。

3.医疗服务人员

医疗服务人员包括医护、医辅及设备维护技术人员等，按照所在医疗机构管控要求，提供本机构认可的个人健康码，体温检测结果正常，离京返岗需按医院规定提供血常规、胸部CT检查（如需要）、新冠病毒核酸检测阴性证明方可上岗。禁止非当日手术人员进入手术室。

4.严格执行手卫生规范

（二）麻醉管理

1.根据手术种类及患者情况选择局部麻醉、麻醉监护下镇静、椎管内麻醉或全身麻醉方式。清醒患者、可自主呼吸者，手术全程佩戴医用口罩。

2.麻醉医师接触患者及进行麻醉操作时，按规定进行标准防护，正确佩戴一次性手术帽、外科口罩、刷手衣、一次性乳胶手套；气管插管和拔管期间，佩戴护目镜或防护面屏。

3.选用全身麻醉者，优先考虑使用喉罩。如需气管插管，注意保持操作距离，推荐可更换镜片的视频喉镜（采用一次性透明保护套保护镜柄和显示屏）。

4.推荐使用一次性麻醉呼吸环路，环路末端常规安装过滤器，每例麻醉更换新的呼吸环路和过滤器，以减少交叉感染，避免污染麻醉机呼吸系统。

5.麻醉操作

（1）麻醉诱导前在麻醉面罩与呼吸回路之间加装过滤器。

（2）麻醉诱导期间调整氧流量等措施，避免环境污染。

（3）采用快速诱导技术，足量使用肌肉松弛药，避免插管过程中患者呛咳。

（4）插管时注意保持操作距离。

（5）如遇困难气道，首次气管插管失败后置入喉罩，避免反复尝试气管插管带来的感染风险。

（6）使用一次性气管插管用具后严格消毒。

6.麻醉恢复

（1）麻醉恢复期，拔除气管插管前，在较深麻醉深度下提前、充分清理患者口腔及呼吸道分泌物，避免患者清醒后清理气道导致躁动和呛咳，可采取相应技术或措施（静脉给予利多卡因、小剂量阿片类药物或术中持续输注右美托咪定）预防。

（2）拔管时注意保留气管导管尾端过滤器。

（3）麻醉医师戴护目镜或防护面屏，防止气道分泌物和飞沫播散。

三、术后随访管理

手术后2周内，视防疫情况要求对患者进行随访。了解患者的体温、呼吸道症状等，如高度怀疑新型冠状病毒感染，须在第一时间通知患者及家属来院就诊，组织相关专家会诊。一旦确诊，立即隔离并上报医院主管部门，在感染控制专家指导下，对参与手术工作的所有相关人员进行医学观察，对确诊患者滞留环境、相关物品进行严格感染控制管理。

新冠肺炎疫情期间日间手术流程图见图6-2-1。

（吴迪 康娜 执笔 吴安石 刘国凯 岳云 审校）

参考文献

1. 武迎宏, 郭向阳, 李春燕, 等. 新型冠状病毒肺炎疫情期间围手术期感染防控措施指引(试行). 中华医院感染学杂志, 2020, 30(10):1-3.
2. 北京市临床麻醉质量控制和改进中心. 新冠肺炎疫情防控期间开展择期手术麻醉的工作建议(第八版). 2020-3-3.
3. 北京市临床麻醉质量控制和改进中心. 新冠疫情防控常态化形势下无痛内镜等诊疗项目麻醉科感控工作建议. 2020. 10.

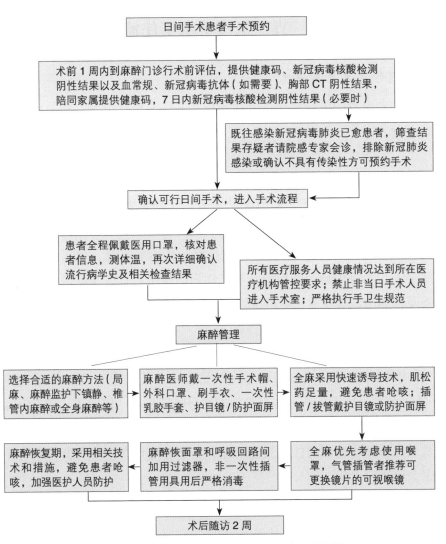

图 6-2-1　新冠肺炎疫情期间日间手术流程图

第三节　急诊手术工作流程

一、急诊手术患者分类

结合患者的流行病史、临床表现和实验室检查情况，将急诊手术患者分为以下三类：

Ⅰ类患者：

指已排除了以下三种情况的患者：①新型冠状病毒肺炎确诊病例；②新型冠状病毒肺炎临床诊断病例；③新型冠状病毒肺炎疑似病例，无发热和（或）呼吸道及肺炎症状，即普通患者，包括住院、日间手术、各种内科腔镜检查及麻醉疼痛门诊患者；以及经预检分诊筛查及发热门诊等专业诊断后排除了新冠肺炎疑似病例的急诊患者。

Ⅱ类患者：

在明确新冠肺炎流行病学史的情况下，Ⅰ类患者合并有发热和（或）肺部炎症等与新冠肺炎类似的部分临床表现，但尚未达到"新冠肺炎疑似病例"诊断标准的患者；很难明确流行病学史的急诊手术以及须气管插管抢救的住院及急诊患者。如时间允许，该类患者须请专家会诊明确诊断。

Ⅲ类患者：

已明确诊断的新型冠状病毒感染患者、临床诊断患者及疑似患者，须行急诊手术，或须气管插管行呼吸机治疗的重症患者。

二、急诊手术各类患者的诊疗防护措施

Ⅰ类患者诊疗医护人员的防护标准预防措施：①患者佩戴外科口罩；②麻醉医师穿工作服，佩戴一次性帽子，正确佩戴外科口罩，常规手卫生感控（图 6-3-1）。

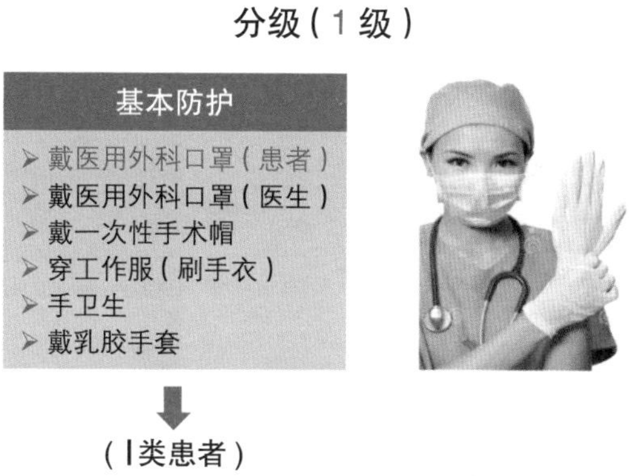

分级（1 级）

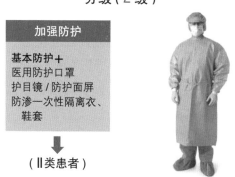

基本防护

➢ 戴医用外科口罩（患者）
➢ 戴医用外科口罩（医生）
➢ 戴一次性手术帽
➢ 穿工作服（刷手衣）
➢ 手卫生
➢ 戴乳胶手套

↓

（Ⅰ类患者）

图 6-3-1　Ⅰ类患者防护措施

Ⅱ类患者诊疗医护人员的防护在标准预防措施的基础上，麻醉医师佩戴双层外科口罩或医用防护口罩（如 N95 口罩）、佩戴护目镜或防护面屏、穿隔离衣、戴一次性乳胶手套、鞋套（图 6-3-2）。

分级（2 级）

加强防护

基本防护＋
医用防护口罩
护目镜／防护面屏
防渗一次性隔离衣、
　鞋套

↓

（Ⅱ类患者）

图 6-3-2　Ⅱ类患者防护措施

　　Ⅲ类患者诊疗医护人员的防护在标准预防措施的基础上，麻醉医师佩戴医用防护口罩（如 N95 口罩）、穿防护服、佩戴护目镜＋防护面屏、双层乳胶手套、靴式防水鞋套（图 6-3-3）。

<h3 style="text-align:center">分级（3级）</h3>

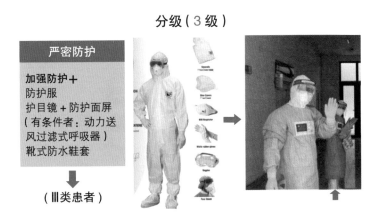

图 6-3-3　Ⅲ类患者防护措施

　　标准预防是医院感染控制的重要策略，是医务人员做好职业防护和保护患者安全的重要措施。标准预防是接触患者血液、体液、分泌物、排泄物等具有传染性物质的人员，不论是否有明显的血迹污染或是否接触非完整的皮肤与黏膜，必须采取防护措施的一种预防手段。主要是隔离所有患者血液、体液、分泌物、排泄物；实施医患的双向防护，避免疾病双向传播；根据传播途径建立接触、空气、飞沫隔离措施，其重点是洗手和洗手的时机等措施（图 6-3-4）。

　　在采取标准预防措施的基础上，医护人员根据需要注意适当采用额外的防护措施（图 6-3-5）。

　　新冠肺炎疫情期间择期、限期手术患者防控战术见图 6-3-6。

标准预防（327）

概念（核心理念：3+2）	具体措施（+7）
一、隔离传染源 1.所有患者均具有潜在感染性 2.患者的血液、分泌物、排泄物均具有传染性，均需隔离预防 二、阻断传播途径 1.接触 2.空气、飞沫 三、保护易感人群 1.实施双向防护（患者⟷医务人员） 2.避免双向传播（患者⟷医务人员）	1.洗手：接触患者前后（无论是否戴手套） 2.戴手套：接触患者体液、排泄物、破损黏膜皮肤 　接触同一患者清洁部位与污染部位之间： 　　　换手套、洗手、手消毒 3.戴护目镜/防护面屏、口罩、穿隔离衣或防护衣：可能发生喷溅时 4.污染的医疗用品和仪器设备应及时消毒灭菌处理 5.环境控制：进行各项医疗操作、清洁操作应严格遵守操作规程 6.污染物品及时处理：避免污染环境及物品 7.避免针刺伤：小心处置针头和锐器

图 6-3-4　标准预防的核心理念、流程及细节

额外预防措施

1. 建立隔离室、负压病房或加强通风和室内消毒

2. 尽量减少转运，必须转运时医务人员应注意防护

3. 医务人员对患者近距离（1 m内）诊疗操作时：
   > 应戴一次性手术帽、医用防护口罩
   > 可能发生喷溅时应戴护目镜或防护面屏
   > 穿隔离衣/防护服，戴手套、靴式防水鞋套

图 6-3-5　额外防护措施

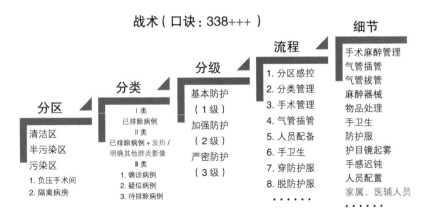

图 6-3-6　新冠肺炎疫情期间择期、限期手术患者防控战术

三、新冠肺炎疫情期间急诊手术患者分类管理流程

急诊手术根据患者的分类进行相应的防护下诊疗，需要综合平衡考虑患者病情的紧急程度和疫情防控因素，并做好应急预案（图 6-3-7）。

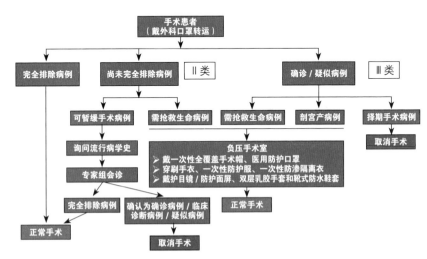

图 6-3-7　新冠肺炎防控期间急诊手术患者分类管理流程

急诊确诊／疑似病例原则上应使用专门的层流、负压感染手术间，建议无条件的医院在患者病情允许的情况下将其转诊到定点医院。急诊手术须在完成手术后封闭手术室，并按照国家标准严格消毒；设立手术间（污染区）、半污染区、清洁区等三区两通道路径；术中避免人员出入；参与手术的所有医护人员须按感控要求穿戴防护用品，做好个人防护；患者转运过程中须全程佩戴外科口罩；所有的麻醉耗材尽量使用一次性用品，用后放入指定医用废物收集袋，按要求消毒、处理；呼吸环路应使用过滤器，麻醉机使用后须消毒表面及内部；医护人员有创操作时做好自身防护，避免伤到自己；全身麻醉时采用快速诱导，尽量缩短插管时间，尽量避免患者躁动和呛咳。

四、健康监测及疫苗接种

1. 对新冠肺炎病例定点医疗机构的医务人员，尤其是提供急诊手术等诊疗保障的医务人员，应开展健康监测和定期全员新冠病毒核酸大规模筛查。

2. 医务人员发现发热、干咳、乏力、咽痛、嗅（味）觉减退、腹泻等症状者及时到具有发热门诊（诊室）的医疗机构就诊并进行新冠病毒核酸检测，不建议带病工作。

3. 做好职业健康保护，新型冠状病毒肺炎疫苗接种无禁忌的医务人员"应接尽接"。

（徐懋　康志宇　执笔　万婷婷　王庚　吴新民　审校）

第四节　气管插管抢救患者工作流程

新冠肺炎作为急性呼吸道传染病已纳入《中华人民共和国传染病防治法》规定的乙类传染病，按照甲类传染病管理。该病以发热、乏力、干咳为主要表现，重症患者多在发病1周后出现呼吸困难和／或低氧血症，严重者快速进展为急性呼吸窘迫综合征、脓毒性休克、难以纠正的代谢性酸中毒、凝血功能障碍和多器官功能衰竭等。针对目前新冠肺炎危重型患者需要抢救、进行气管插管的现状，结合中华医学会麻醉学分会气道管理学组专家发布的"新冠肺炎危重型患者气管插管术的专家建议（1.0版）"，制订了抢救新冠肺炎患者气管插管工作流程，以引导奋战在一线的麻醉科医生和危重症医学科医生安全有效地实施气管插管术。

1. 气管插管术指征：危重型患者在接受标准氧疗后呼吸窘迫和／或低氧血症无法缓解，给予高流量鼻导管氧疗或无创通气1~2 h后，病情无改善（呼吸窘迫、呼吸频率＞30次／分、氧合指数＜150 mmHg），甚至恶化，应及时行气管插管术。

2. 必须把安全防护放在首位，加强感控培训，严格执行相关规定和流程。气管插管是高危操作，可喷溅分泌物、血液或产生飞沫或气溶胶，增加新型冠状病毒传染的风险。面对患者时必须采用隔离飞沫和接触的防护措施。

（1）采取三级防护标准进行防护：N95口罩、帽子、医用防护服、手套、隔离衣、护目镜＋防护面屏或防护头套、鞋套。有条件者建议采用带动力型空气净化器的全面型呼吸防护器和正压医用防护头套。

（2）严格按照高风险暴露防护服着装流程着装：戴工作帽→戴医用防护口罩→做密封性检查→检查防护服→穿防护服→戴内层手套→

穿外侧隔离衣→戴外层手套→戴防护面具→穿防水鞋套→穿外层鞋套→检查穿着→伸展检查。确保安全防护，同时不影响气管插管操作。

（3）严格按照高风险暴露防护服脱除流程脱除防护服：消毒双手→摘除防护面屏或防护头套和护目镜→脱外层隔离衣连同外层手套→脱防护服连同内层手套及防水鞋套→手卫生→摘医用防护口罩和一次性工作帽→监督员与工作人员一起评估脱除过程。如可能污染皮肤、黏膜及时消毒，并报告上级部门，评估是否进行集中隔离医学观察→沐浴更衣，并进行口腔、鼻腔及外耳道的清洁。在脱除过程中避免用手接触头发或面部。

3.条件允许时，由经验丰富的麻醉科医生完成气管插管术，应有一名有气道管理经验的医生（麻醉科医生或重症医学科医生或感染科医生）或护士配合协助。

4.准备困难气道管理车或气道管理箱、麻醉及抢救药品、吸引器和呼吸机，建立标准监测（心电图、血压和脉搏血氧饱和度）、静脉通路。

5.进行快捷的气道评估：①困难插管史；②门齿间距（＜3 cm）；③甲颏间距（＜6 cm）；④头颈部的活动度；⑤颈部的粗细。注意避免使用 Mallampati 分级。对困难气道进行预判，以便做好充分的准备。

6.选择操作者最熟悉的气道管理器具，推荐使用一次性使用的气道管理工具，包括但不限于下列工具：

（1）可视喉镜和一次性使用喉镜片。

（2）一次性使用可视插管管芯或一次性可塑形气管插管内窥镜管芯和一次性使用可视气管导管。

（3）一次性使用第二代喉罩或一次性使用可视喉罩，既能通过喉罩通气，又能通过喉罩行气管插管。

（4）准备好经环甲膜切开建立有创气道管理的工具。

（5）有条件者可选择一次性可视插管软镜。

（6）有条件者可使用注药型气管导管，在套囊上方有注药和吸引通道，可吸引套囊上方的分泌物，需要时也可推注局部麻醉药 2% 利多卡因 2 ml，增加患者对气管导管的耐受性，减少镇静药物的使用。

7. 对已评估为困难气道的患者，有下列建议

（1）建议镇静镇痛、表面麻醉、保留自主呼吸下用可视插管软镜引导经鼻气管插管；有条件时经过内窥镜面罩气管插管，既可通过面罩吸氧，又可减少飞沫传播；如经鼻气管插管困难或发生鼻区域出血，则改为经口气管插管；做好防护，尽量减少患者的咳嗽反射；有条件的情况下，建议使用利多卡因雾化喷剂进行表面麻醉，但要警惕喷雾剂增加病毒传播的风险。

（2）预计现有气道管理器具包括可视喉镜和可视插管软镜插管困难、喉罩置入和通气困难，由外科或耳鼻喉科医生直接行气管切开术；或者先使用体外膜式氧合（ECMO），保障氧合，再在麻醉诱导下行气管插管或气管切开术。

8. 对评估为正常气道的患者，尽量避免清醒气管插管，采用改良快速序贯诱导经口明视气管插管，即患者意识消失后，立即给予足量的肌松剂，快速起效，消除咳嗽反射，创造最佳的气管插管条件，快速完成气管插管，减少无呼吸时间，避免加重低氧血症。

（1）优化患者体位，普通患者采用垫枕嗅物位，肥胖患者采用头高位和斜坡位。

（2）预充氧 5 min。对于正在进行高流量鼻导管氧疗的患者，建议用面罩 + 简易呼吸器扣在患者口鼻部，口鼻部盖两层盐水纱布（以不影响呼吸同时不全部坠入口腔为宜），必要时面罩通气；对于正在进行无创通气的患者，建议改成 100% 的氧气，无创通气 5 min，同时备好面罩和简易呼吸器，简易呼吸器连接储气囊和供氧管。

（3）静脉注射咪达唑仑 2~5 mg 和小剂量依托咪酯（血流动力学不

稳定患者）或小剂量丙泊酚（血流动力学稳定患者）进行诱导。可静脉注射适量瑞芬太尼（首选）或芬太尼，减少气管插管反应。患者意识消失后，立即静脉注射罗库溴铵 1 mg/kg（首选）或琥珀酰胆碱 1 mg/kg，1 min 后使用一次性喉镜片和可视喉镜行气管插管。插管成功后，气囊注气，连接呼吸机。注意：有高钾血症的患者禁用琥珀酰胆碱。使用罗库溴铵，有条件时可备舒更葡糖。

（4）在诱导过程中，行小潮气量面罩正压通气，维持氧合。

（5）由有经验的助手行环状软骨加压，防止反流误吸的发生。

（6）气管插管困难时，由助手采用喉外手法推压喉部帮助显露声门，或联合使用一次性可视管芯进行气管插管。

（7）在气管插管过程中，患者无自主呼吸也不能进行面罩通气，如果插管困难，插管时间延长，将加重低氧血症，有条件时可给予经鼻高流量吸氧，避免进一步加重低氧血症，但存在产生飞沫和气溶胶、增加医护人员病毒感染的风险。

（8）如需吸痰，采用密闭式吸痰器进行吸痰，避免开放式吸引。

9. 做好应对未预料的困难气管插管的准备

（1）如气管插管失败，应立即置入第二代喉罩或可视喉罩，如成功置入，通气容易，再通过喉罩用可视插管软镜引导行气管插管或通过可视喉罩行气管插管。

（2）如气管插管失败、合并喉罩置入和通气失败，立即建立经环甲膜的有创气道，保障通气。

（3）推荐使用经环甲膜有创气道设备，如 4 mm 的经环甲膜穿刺套件和经环甲膜切开插管技术（使用尖刀片、软探条和 ID 5~6 mm 的气管导管经环甲膜切开插管）。

10. 如被抢救患者为饱胃状态，为防止反流、误吸，有如下建议：

（1）插管前备好吸引器，选用密闭式吸痰器。

（2）如果可能，插管前通过胃管将胃抽空。

（3）麻醉诱导之前，在吸氧去氮期间由助手识别出环状软骨，在麻醉诱导开始时轻轻按压环状软骨，当套囊充气、导管在气管内的位置确认后，即停止按压。

（4）禁忌使用喉罩。如气管插管失败，推荐使用经环甲膜有创气道设备，如4 mm的经环甲膜穿刺套件和经环甲膜切开插管技术（使用尖刀片、软探条和ID 5~6 mm的气管导管经环甲膜切开插管）。

11. 麻醉科医生与危重症医学科医生和感染科医生密切合作，在诱导气管插管过程中，监测血压、心率和脉搏血氧饱和度，适时通过补充液体和给予心血管活性药物，处理气管插管过程中的心血管反应，维持血流动力学的稳定。

12. 确保呼吸机的呼气端与呼吸回路和面罩之间或面罩和简易呼吸器之间，加装呼吸过滤器。

13. 气管插管后确认气管导管位置正确。通过可视喉镜直视气管导管通过声门，可视插管软镜看到气管环或隆突，通过呼气末 CO_2 波形、脉搏血氧饱和度、观察胸廓起伏情况和气管导管在声门或门齿的刻度确定气管导管的位置，避免过深或过浅。有条件时，可拍摄胸部 X 线平片，确认气管导管的深度。

14. 机械通气妥善固定气管导管。

15. 气管插管完成后，各类接触患者的物品均须放入指定的医疗废物袋，按涉疫情医疗废物处理；所有气道工具必须封装于双重密封袋并消毒处理。

16. 操作者和助手离开气管插管环境前，应使用有效的消毒液擦拭操作台、呼吸机和监测仪等可能污染的表面。

17. 麻醉医师离开前依次脱掉外层防护用具；在缓冲区依次脱掉内层防护用具，无缓冲区应立即脱掉内层防护用具进入清洁区后应及时沐浴更衣。注意在每个环节做好手卫生。

（刘国凯 韩永正 执笔 左明章 晏馥霞 黄宇光 审校）

参考文献

1. World Health Organization. Infection prevention and control during health care when novel coronavirus (nCoV) infection is suspected: interim guidance [EB/OL]. (2020-01-25). https://apps. who. int/iris/handle/10665/330674.

2. Apfelbaum JL, Hagberg CA, Caplan RA, et al. Practice guidelines for management of the difficult airway: an updated report by the American Society of Anesthesiologists Task Force on Management of the Difficult Airway[J]. Anesthesiology, 2013, 118(2): 251-270. DOI: 10. 1097/ ALN. 0b013e31827773b2.

3. Frerk C, Mitchell VS, McNarry AF, et al. Difficult Airway Society 2015 guidelines for management of unanticipated difficult intubation in adults[J]. Br JAnaesth, 2015, 115(6): 827-848. DOI: 10. 1093/bja/aev371.

4. Malpas G, Hung O, Gilchrist A, et al. The use of extracorporeal membrane oxygenation in the anticipated difficult airway: a case report and systematic review[J]. Can J Anesth, 2018, 65(6):685-697. DOI: 10. 1007/s12630-018-1099-x.

5. Kamming D, Gardam M, Chuang F. Anesthesia and SAR[J]. Br J Anaesth, 2003, 90(6):715-718. DOI: 10. 1093/bja/aeg173.

6. 中华人民共和国国家卫生健康委员会. 中华人民共和国国家卫生健康委员会公告(2020 年第1 号)[EB/OL]. (2020-01-20). http://www. gov. cn/xinwen/2020-01/21/content_5471158. htm.

7. 国家卫生健康委员会办公厅、国家中医药管理局办公室. 新型冠状病毒肺炎诊疗方案(试行第六版)[EB/OL]. (2020-02-18). http://www. nhc. gov. cn/yzygj/s7653p/202002/8334a8326dd94 d329df351d7da8aefc2. shtml.

8. 国家卫生健康委员会办公厅. 医疗机构内新型冠状病毒感染预防与控制技术指南(第一版) [EB/OL]. (2020-01-23). http://www. nhc. gov. cn/yzygj/s7659/202001/b91fdab7c304431eb082d 67847d27e14. shtml.

9. 国家卫生健康委员会办公厅. 新型冠状病毒感染的肺炎防控中常见医用防护用品使用范围指引(试行)的通知[EB/OL]. (2020-01-26). http://www. nhc. gov. cn/yzygj/s7659/202001/e71c5d e925a64eafbe1ce790debab5c6. shtml.

10. 中国心胸血管麻醉学会围手术期感染控制分会、全军麻醉与复苏学专业委员会. 新型冠状病毒肺炎患者围手术期感染控制的指导建议[J]. 麻醉安全与质控, 2020, 4(2):63-66.

11. 马武华、邓晓明, 左明章, 等. 困难气道管理指南[EB/OL]. http://www. csahq. cn/guide/ detail_384. html.

12. 马武华, 田明, 左明章, 等. 困难与失败气道处理技术. 北京:人民军医出版社, 2014:91-108.

13. 左明章. COVID-19危重型患者气管插管术的专家建议解读. 围手术期新冠肺炎防控资料汇编, 2020, 4.

第五节　输血感染防控

新型冠状病毒肺炎流行的全球化、长期化使输血感染防控不断面临新的挑战。输血是临床科室救治重症患者的重要手段，具有广泛的受众，同时，输血相关工作人员不仅长期与各种潜在病原体直接或间接接触，而且更多地面临新型冠状病毒的感染风险。因此做好新型冠状病毒肺炎流行期间输血的感染管理和控制，对保护医患双方的安全、切断新型冠状病毒的传播途径具有重要意义。在新型冠状病毒肺炎流行期间，应强调各医院临床输血管理委员会根据国家颁布的《中华人民共和国献血法》《医疗机构临床用血管理办法》《临床输血技术规范》等各项法律法规，制定本机构的输血感染管理制度，包括各类工作人员、各类岗位、各类技术操作的职责和技术规范，并负责严格监督实施和定期检测。

一、血液采集阶段的新型冠状病毒感染防控

血液制品被新型冠状病毒污染的总体风险尚不清楚。到目前为止，还没有新型冠状病毒或任何其他类型的冠状病毒通过输血传播的病例报告。有研究对武汉血液中心收集的所有献血进行了为期2个月（2020年1月至3月）的筛查，在2430份血样中，有一名献血者的新型冠状病毒检测呈阳性。该献血者此前新型冠状病毒检测呈阳性，后接受隔离至连续2次咽拭子检测结果为阴性。捐献时，该献血者无任何新型冠状病毒感染症状，但血浆中仍可检测到新型冠状病毒。在对2019年12月至2020年1月期间收集的4995份血样进行的回顾性检测中，又有3名健康献血者的血浆样本被发现新型冠状病毒阳性，但酶联免

疫吸附试验检测新型冠状病毒特异性 IgG、IgM 均为阴性，提示早期感染的可能性。该研究的结论是，由于新型冠状病毒肺炎病例可以是无症状的，对献血者进行新型冠状病毒核酸检测将是确保血液安全的关键环节。

目前，医院临床用血都是国家卫健委指定的中心血站提供的合法、合格血液。在新型冠状病毒肺炎流行期间，应严格禁止有呼吸道感染症状的人员献血，除传统的病毒性肝炎、艾滋病、梅毒等相关疾病的检测以外，尤其应重视新型冠状病毒的核酸检测和流行病学史调查，选择已接种新冠病毒疫苗人员献血。这样不仅可以从根本上减少或者避免新型冠状病毒的传播，还可以对相关原始资料进行保存以便溯源。值得注意的是，现阶段的供血机构已经对目标输用的血液进行初检、复检，血液质量得到了大幅度提高，经血液传播疾病得到了有效抑制。但是依然存在很多不可克服、不可预测的因素。由于当前血液检测水平有限，不能完全解决感染的窗口期问题和消除一切潜在的有害病原体，因此无症状病毒携带者献血是导致病毒感染发生的最直接原因。另外，实验室检测人员的素质和检测水平的高低，检测试剂种类、特异性、灵敏度和检测方法等，也是临床发生病毒感染的重要影响因素。新型病毒的不断出现，尤其是新型冠状病毒肺炎的流行，给检测的有效性和特异性提出了新的挑战。

新型冠状病毒肺炎流行期间，应在确保采供血符合法律法规和行业标准的前提下做好新型冠状病毒肺炎流行期间血制品的初筛、复检工作，按照《血站基本标准》所规定的项目，对献血人员做好新型冠状病毒检测和流行病学史评估，对血液进行再次检验的同时，严格控制检测人员质量、试剂质量，尽可能避免一切可能发生的漏检。除做好血液检测以外，还应加大力度，做好内部的质量控制工作。

静脉采血员和献血员必须严格佩戴口罩、对每例献血员操作前必须进行手卫生，坚持实施一人一针一管一巾一带，在保证操作质量的前提下保持合理距离、避免潜在飞沫传播，如发现锐器刺伤等职业暴露时应及时进行处理，先用大量清水冲洗，再用活力碘消毒，并上报医院感染办备案。

二、血液保存阶段的新型冠状病毒感染防控

在新型冠状病毒肺炎流行期间，对血液采集、运输、入库、保存和出库应严格记录以保证必要时可溯源，输血科和各输血相关临床科室应建立严格的相关管理制度，包括建立完善的血液运输、入库、保存、发放及储血设备管理制度，确保出库血液合格。

在血液保存阶段严格遵守操作规程和执行消毒隔离制度，切断输血相关的新型冠状病毒潜在传播途径：

（1）输血相关工作人员定期进行新型冠状病毒疫苗接种和核酸检测。

（2）要求医务人员自觉佩戴口罩、遵守手卫生制度，定期对医务人员手卫生进行检测。

（3）储血室每天采用紫外线灯或者消毒机消毒2次，每次60分钟。

（4）清洁区：每天开窗通风换气数次，工作台面、地面每天用500 mg/L的有效氯消毒液擦洗，所有的清洁用具专室专用，不得混用；半污染区：空气、桌椅、门窗消毒同清洁区，地面消毒同污染区。

（5）配血过程中如有血样溅洒在工作台面和地面上时，须用1000 mg/L的有效氯消毒液喷洒处理30分钟后再用500 mg/L的有效氯消毒液擦拭。

（6）血库专用冰箱应定期使用75%乙醇擦洗，每月做一次细菌培养，不得检出致病性微生物和霉菌，储血冰箱、冷冻柜、水浴箱、离心机每天用500 mg/L的有效氯消毒液擦拭。

（7）恒温水浴箱定期消毒、清洗、换水，融化血浆时应注意检查血浆袋子是否有渗漏，如发现渗漏应立即换水，并将 1000 mg/L 的有效氯消毒液加入废水中，消毒 30 分钟后方可将其排入污水管道。

（8）配血完成后的血样标本和试验材料分类消毒，统一处理，做好登记。

定期对储血袋、操作台等表面进行新型冠状病毒检测。储血冰箱应专用于储存血液及血液成分，严禁存放其他物品。每月进行一次冰箱内空气培养，无致病性微生物、霉菌生长或培养皿（直径 9 cm）细菌生长菌落 < 8 cfu/10min 或 < 200 cfu/m^3 为合格；每月对冰箱内壁进行生物学检测，不得检出致病性微生物和霉菌；每 3 个月对血液储藏室、发血室进行空气培养及物体表面细菌检测，空气中菌落数应 $\leqslant 200$ cfu/m^3，物体表面菌落数应 $\leqslant 5$ cfu/cm^2。

三、输血阶段的新型冠状病毒感染防控

新型冠状病毒肺炎流行期间，由于学校和工作场所关闭，大量的献血活动被取消，导致常规收集的捐献血液数量减少，全球范围内都发生了血液供应短缺。新型冠状病毒肺炎流行对符合条件的献血者数量、血液供应和血液安全都产生了重大影响。因此，需要使用血液制品的临床科室必须严格掌握输血适应证，按照国家有关文件规定，坚持"能不输则不输，能少输则不多输"的原则。权衡利弊、谨慎决定，提倡合理用血，杜绝不合理用血，这样不仅可避免传染病的发生，还可防止输血相关免疫反应的发生。切实从患者利益出发，减轻患者负担，确保输血患者安全。

除按照常规要求，手术室应严格区分污染区、半污染区和清洁区以外，有条件的单位还应按照相关规范准备可供新型冠状病毒感染者接受手术的手术间和相应配套区域、设备。各区按特定的消毒要求、

方法严格进行消毒，避免交叉感染。输血科或手术室内的输血配血工作台面应铺设质地光滑、易清洗、防渗漏的面板，尽可能达到生物安全标准，并定期采集表面样本进行新型冠状病毒检测。采集患者自体血以及储存、发放血液应分室在Ⅱ类环境中进行。血浆置换术应在Ⅱ类环境中进行，并配备有相应的隔离设施。

在临床输血操作过程中，输血相关医务人员应严格佩戴口罩和执行手卫生，并保持合理的接触距离，此外必须认真做到：

（1）输血前除核对血制品的血型、采集日期、失效日期等常规信息外，还应着重核对血液来源、采血机构，必要时进行流行病学溯源。

（2）严格执行输血相关操作规程和无菌操作规程，不得随意打开血袋，以避免污染。

（3）从专用储血冰箱或保存箱内取出并发往临床的血液，根据血液种类的不同，应在规定时间内尽快输注完毕，临床科室不得擅自储存。

（4）从专用储血冰箱内取出的血液，可以回温后再输，必要时还可用专用加温仪器进行加温，但温度不得超过37℃。

（5）除静脉注射生理盐水外，禁止将其他任何药物直接加入血液内一同输注。

（6）输血前查对是控制输血感染的最后环节，医护人员应严格执行输血查对制度、严格执行双核双签制度，严禁将不合格血液用于患者，对存在质量问题的血液，应坚决拒绝签收和执行输血操作。

（7）血液输注完毕后，按《医疗废物管理制度》，做好血袋的统一回收、保存和报废处理工作，严禁私自报废处理血袋或留作他用。

输血是围手术期的重要治疗手段，对于接受心血管手术、器官移植手术、骨科手术等出血高风险术式的病患具有重要的意义。新型冠状病毒肺炎的流行给临床输血带来了显著的影响，在血源相对短缺的情况下，临床医师应更加严格按照相关指南执行输血标准。同时，血液作为致病源的承载体，是医院发生严重感染的重要原因之一。虽然目前并未有通过输血传播新型冠状病毒肺炎的证据，但在新型冠状病毒肺炎流行期间，除传统类型的病原体以外，新型冠状病毒相关感染防控也应成为医务人员关注的焦点，应当加强新冠病毒核酸检测、普及从业人员新冠病毒疫苗接种、强化输血相关感染控制措施，切断其潜在的感染途径，保护医患免于感染新型冠状病毒肺炎。

（纪宏文 执笔　晏馥霞　王庚　王军　李立环 审校）

参考文献

1. Ngo A, Masel D, Cahill C, et al. Blood Banking and Transfusion Medicine Challenges During the COVID-19 Pandemic. Clin Lab Med, 2020, 40:587-601.
2. Chang L, Zhao L, Gong H, et al. Severe acute Respiratory syndrome coronavirus 2 RNA detected in blood donations. Emerg Infect Dis, 2020, 26:1631-1633.

第七章　特殊患者感染防控管理

第一节　急诊患者

一、手术管理

（一）排查

对拟进行手术或有创操作的患者根据《新型冠状病毒肺炎诊疗方案（试行第九版）》进行新冠肺炎流行病学史、发热/呼吸道症状史及肺部影像异常史（简称"三史"）调查，结合新冠病毒核酸及抗原检测结果进行新冠肺炎排查。

（二）急诊手术诊治流程

急诊手术患者可分为以下三类进行准备：

A类：疑似或确诊新冠肺炎患者，病情不允许转入定点医院的或无法及时完成排查的患者；B类：基本排除新冠肺炎，但有三史之一且新冠病毒核酸检测结果未出的患者；既往曾经患过新冠肺炎已愈超过4周的患者；C类：已排除新冠肺炎疑似或确诊患者，无流行病学史及新冠相关症状或体征但病毒核酸检测结果未出的患者。

1. 急诊接诊病例，首诊医师需详细询问新冠肺炎流行病学史、发热和相关呼吸道症状，并进行新冠肺炎相关筛查工作。除外A类、B类后可正常手术。

2. 若不能立即除外疑似病例，需及时上报疾控处/医务处（白天），院总值班（夜间及节假日），组织院内专家（主检医师）会诊，考虑为疑似病例，则立即采集咽拭子进行新冠病毒核酸检测及相关血清学抗体检测。

3. 急诊首诊医师需与专科二线医师共同评估病情，若病情危重确需立即手术，应提前通知麻醉科（或导管室）、病理科、输血科、重症医学科等手术科室做好准备工作。手术室启动负压手术间。

4. 若评估后可采取非手术治疗，则收至感染疾病科隔离观察区。患者隔离观察期间专科治疗方案由专科负责制订，其专科科室二线医师需每日到感染疾病科，与隔离观察区负责医师共同查房，评估病情变化，开具专科医嘱，隔离观察区护士负责执行用药医嘱及日常护理。隔离观察区医师负责患者隔离观察期间的新冠肺炎相关诊治工作及突发病情处置。排除病例则收治专科病房后继续治疗。

5. 若需紧急手术，患者就地隔离，直接进入负压手术间进行手术。术后，A类急诊手术患者收治到本院感染救治中心，待病情稳定具备转诊条件后，疑似病例或确诊病例均要按流程转至定点医院；B类急诊手术患者收治到综合过渡病房，新冠病毒核酸检测结果阴性基本排除感染风险的病例，转回专科病房继续治疗。

6. 手术安排应遵照急危重症优先，先B类手术后A类手术、先疑似病例后确诊病例的原则。

需急诊手术时，需严格执行术前病例讨论制度相关要求，必要时请新冠肺炎主检医师会诊，充分评估病情及流行病学筛查，制订手术治疗方案及围手术期管理措施；并需提前告知手术相关科室做好准备工作。

二、麻醉管理

（一）防控基本要求

1. 所有直接或间接参与手术人员均需接受医务人员安全防护培

训，熟练掌握各种防护用品的使用方法和使用范围。熟知急诊或择期手术流程与医院感染防控要求，严格按照防护要求采取相应隔离和防护措施，以避免病毒传播和扩散。

2. 麻醉医师及手术护士接诊患者过程中，必须按标准预防措施进行个人防护，避免直接接触患者血液、体液、分泌物以及不完整的皮肤等；特别注意预防针刺伤或者切割伤。

3. 麻醉科手术室医护人员作为职业暴露高风险人群，除外合并有疫苗接种禁忌情况的人员，均需按照国家要求接种新冠肺炎病毒疫苗。

4. 对新冠肺炎病例定点医疗机构内的麻醉科手术室医务人员进行健康监测及每周一次全员核酸检测。对普通医疗机构内的麻醉科手术室医务人员进行每周一次的抽样核酸检测。

5. A、B 类患者诊疗区域，在完成诊疗工作、患者转运至其他区域后需进行终末消毒。

（1）终末消毒是指传染源离开有关场所后进行的彻底的消毒处理，应确保终末消毒后的场所及其中的各种物品不再有病原体的存在。终末消毒对象包括病例和无症状感染者排出的污染物（血液、分泌物、呕吐物、排泄物等）及其可能污染的物品和场所。

（2）终末消毒流程：关闭层流→采用高水平消毒液（3% 过氧化氢）按照 $20\sim30$ ml/m^3 的用量进行全面气溶胶喷雾消毒，密闭 24 小时→地面、墙壁（$2000\sim5000$ mg/L）、器械、设备、操作台常规 $1000\sim2000$ mg/L 含氯消毒液擦拭物表 30 min→采用高水平消毒液（3% 过氧化氢）按照 $20\sim30$ ml/m^3 的用量进行全面气溶胶喷雾消毒，密闭 30 min→进行空气监测合格后方可使用。

（二）可疑或疑似病例急诊插管要求

1. 采取三级防护措施

（1）穿戴顺序：手卫生→戴一次性工作帽→戴医用防护口罩（做密

合性检测）→穿防护服→戴内层手套（检查手套完好性）覆盖防护服袖口→穿外层隔离衣→戴外层手套（检查手套完好性）→戴护目镜/防护面屏/防护头罩→穿防水靴套→穿外层鞋套→检查穿着，伸展检查。

（2）脱防护用品顺序：消毒双手→解开鞋带并脱外层鞋套→手消毒→脱外层隔离衣/外层手套→手消毒→摘护目镜/面屏→手消毒→解开双脚靴套系带→手消毒→拉开防护服密封条及拉链→手消毒→脱防护服及内层手套→脱内层靴套→手消毒→摘医用防护口罩→手消毒→摘一次性圆帽→手消毒。

（3）脱摘防护用品过程中避免抖动，防护服脱下后由内面卷好放入黄色垃圾桶内，防护物品应弃入双层黄色垃圾袋后放至规定区域。

（4）赴隔离观察区或为疑似病例插管者须妥善消毒后方可再次进手术室，严禁穿着个人防护设备离开污染区，严禁将任何使用后的防护衣物带回手术室。

2.麻醉药品及器具准备

（1）携带快速起效的全麻诱导药物：丙泊酚、依托咪酯、舒芬太尼、咪达唑仑、琥珀酰胆碱、罗库溴铵、纳洛酮、氟马西尼等。

（2）携带全麻插管器具：专用可视喉镜，一次性喉镜片，适合型号气管导管等（可视喉镜插管后隔离存放，回科室后需充分消毒）。

（3）准备气管插管前务必再次检查患者监护设备、插管设备、辅助呼吸设备、供氧设备、吸痰设备并抽取抢救药品备用。

3.麻醉插管操作程序

（1）开始进行气管插管操作前加戴一层橡胶手套，插管完成后即刻摘除。

（2）诱导前给氧：患者清醒状态下经面罩高流量给氧，意识消失前避免加压辅助通气。

（3）麻醉诱导过程：快速序惯诱导，适度镇静及充分肌肉松弛。

根据患者循环情况选择丙泊酚或依托咪酯，并联合罗库溴铵快速诱导，舒芬太尼慎用，如需使用宜最后推注，避免呛咳。若患者意识消失后出现氧饱和度降低则给予低潮气量高频通气，避免气道压增高导致患者肺损伤及病毒扩散。

（4）快速插管：给药 45~60 s 后确保患者自主呼吸完全消失，待患者胸廓起伏达到最低点时快速置入喉镜并迅速完成插管，确认气管导管通过声门后由辅助人员协助拔出管芯并迅速连接呼吸回路。

（5）导管深度判断：严重肺部病变患者不易通过听诊呼吸音判断导管深度，可观测双侧胸廓起伏程度及呼吸机波形和呼吸参数综合判断。

（三）手术室内麻醉管理要求

1. A 类及 B 类患者急诊手术安排于负压手术间进行手术。麻醉医护人员按三级医疗防护措施实施个人防护，麻醉医护人员穿戴好防护用品后方可接诊患者。

2. 负压手术间自动门标示为"感染手术"，无关人员禁止进出。

3. 麻醉前准备

（1）麻醉前由主麻医师依据手术需要充分准备麻醉用品和药品，避免手术过程中传递。

（2）所有麻醉设备、用品、药品等必须一人一用，直接接触患者呼吸道的麻醉用品使用一次性用具，包括可视喉镜镜片、螺纹管、面罩、过滤器、呼吸球囊、吸引器管、吸痰管、呼气末 CO_2 采样管等。手术所用敷料为一次性敷料。

（3）根据患者情况提前抽取并稀释麻醉药品和抢救药品。麻醉药品选择起效快、清除迅速的丙泊酚、依托咪酯、舒芬太尼、咪达唑仑、罗库溴铵等。

4.麻醉管理

（1）麻醉方法选择：根据手术需求及患者情况选择麻醉方式，尽可能避免选择气管插管全身麻醉，以免病毒扩散。

（2）气道管理：

① 椎管内麻醉、神经阻滞麻醉、麻醉监护镇静及保留自主呼吸的无插管全身麻醉患者，术中戴外科口罩，面罩高流量吸氧。

② 需要人工气道控制呼吸的全身麻醉患者，依据患者情况选择喉罩通气或气管插管通气，若病情允许尽量采用喉罩通气，避免气管插管或拔管过程中患者呛咳导致病毒扩散。必须采用气管插管全身麻醉，则采用快速诱导气管插管（参考前述急诊插管细则）。全身麻醉苏醒期注意吸痰和拔管时机的选择，避免呛咳。

（3）麻醉后恢复管理：此类患者术后不入麻醉后恢复室（PACU），手术结束后，在手术间内观察至患者苏醒且生命体征平稳后送回隔离病房或救治中心。

5.术中院感防控要求

（1）环境管理：确认负压手术间的压差符合要求，缓冲间及术间门始终关闭；无负压手术间的手术室，需确认净化手术间和普通手术间新风系统与空调系统已关闭。

（2）人员管理：参与手术人员（手术医生、麻醉医师、护士、保洁人员、运送人员等）应分区分组排班。对预期手术时间大于6小时的A、B类患者手术，各相关科室应根据实际情况做好人员准备预案。

（3）防护要求：

（4）物品器械管理：A、B类患者尽可能使用一次性器械和物品；复用（专科）器械管理应参照特殊感染手术器械管理制度和流程执行。

（5）设备管理：术间仅保留必须设备，显微镜、麻醉机等设备由相关专业人员评估处理后待用。

6.术中感控措施

患者血液、体液、分泌物、排泄物均具传染性，必须进行隔离。麻醉科医护人员必须防止经血液和非经血液感染传播途径。应谨慎处理回收麻醉操作中的锐器，防止刺伤，一旦出现应立即启动医源性职业暴露处理流程。手术结束后所有麻醉设备均按前文终末消毒流程处理。

（1）手术室护士通知医工科人员对麻醉机呼吸回路部分进行拆卸，医工科人员拆卸完成后与手术室护士当面清点所拆零配件，记录零配件明细及消毒灭菌方式（多数品牌的麻醉机配件除流量传感器外均可高温高压灭菌），并将清点明细及所有配件装于麻醉机配件专用箱后密闭封存，双方确认无误后在清点明细单上记录签字，要求一式两份（一份手术室保存，另一份供应室清点接收用），手术室护士通知供应室人员到手术间门外交接，手术室人员与供应室人员再次依据清点明细单清点交接零部件数量、完整性等，双方确认无误后封存送至供应室消毒。

（2）可视喉镜使用过氧化氢消毒、湿巾反复擦拭消毒，麻醉车及静脉输液泵等设备使用过氧化氢消毒湿巾擦拭消毒。

（3）由科室感控小组检查及记录消毒情况，以便回溯。

7.术后感染防控要求

（1）环境管理：

① 术后即刻进行手术间的清洁消毒处理，A类患者术后应先进行手术间消毒，再按感染手术间终末清洁消毒处理流程进行，接台间隔时间不少于120分钟；B类患者术后按本机构感染手术间终末清洁消毒处理流程进行，接台间隔时间不少于60分钟；C类患者术后按本机构常规手术间清洁消毒处理流程进行，手术接台间隔时间不少于30分钟。A、B类患者手术后的手术间，完成清洁消毒流程后可安排同类手术，如短期内无同类手术，根据实际情况进行评估后决定是否安

排 C 类患者手术。

② 麻醉恢复期间隔离区、转运途经地和电梯间的清洁消毒处理参照本机构相关流程。

（2）术后患者管理：

A 类患者：全身麻醉患者术毕如不需要术后呼吸支持，可在术间拔除气管导管，复苏后转运至感染救治中心进行后续治疗。

B 类患者：对于可在手术间内完成气管拔管的患者，应尽量在手术间完成麻醉苏醒和麻醉后恢复，情况稳定后应遵循感染防控相关要求转运至综合过渡病房进行后续治疗。

C 类患者：手术间或麻醉恢复室复苏后转运至病区内隔离病房，如果术后出现不能解释的发热及呼吸道症状应及时进行筛查和隔离。

（3）设备管理：手术间内相关设备应参照感染防控的相关措施进行处理。

（4）器械物品管理：

① A 类患者用后的一次性物品按涉疫医疗废物处理，密闭运送，专人专车转运。B、C 类患者术后一次性物品按医疗废物的管理收集转运。

② 非一次性器械物品，A、B 类患者手术后的器械宜密闭运送，根据本机构特殊感染器械要求进行清洗、消毒、灭菌，C 类患者手术后器械按常规手术器械处理。

③ A、B 类患者的术后织物根据相关感染防控措施进行处理，宜使用一次性水溶性包装袋进行包装。

三、术前与术后患者转运流程（A 类、B 类急诊手术患者）

1. 接手术患者流程

由术者打电话通知手术室和保卫处，手术室 2 人（其中一人负责对患者所经通道用 2000 mg/L 含氯消毒液消毒），保卫处 2 人负责转运途中的隔离与警戒，工作人员戴 N95 口罩、护目镜，穿一次性隔离衣接手术患者，患者戴 N95 口罩。

2. 送手术患者流程

（1）术后麻醉医师电话联系主检医师，主检医师根据病情通知保卫处、感染救治中心（A 类患者）或综合过渡病房（B 类患者），转运按新冠肺炎患者收治要求。

（2）麻醉医师参与护送患者转运（同接患者流程）。

（3）术后转运人员在缓冲区重新更换防护用品后，护送患者到隔离病房，在隔离病房患者通道入口与隔离病房人员交接，手术平车由隔离病房保洁人员喷 2000 mg/L 含氯消毒液后返回手术室，到手术室大厅再次对手术平车擦拭消毒后，推至手术间再次消毒。

（4）护送人员返回后在手术间缓冲区脱掉防护服并完成消毒后方可返回清洁区，洗澡并更换刷手衣。

（5）所有参与手术的医护人员当日不再参与其他非感染手术。

四、防范突发公共医疗事件的人员紧急调配

1. 为做好突发公共医疗事件的应急救治工作，各手术科室及麻醉科应落实人员紧急调配制度，安排相关人员作为备班，一旦发生突发公共医疗事件，遵照医院调度，备班人员需立刻到达医院，服从医院安排。

2. 作为突发公共医疗事件的备班人员与本科室正常排班人员在人员安排上不得发生冲突，要满足临床需求，保证医疗安全。

（陈东升　王芳 执笔　薛富善　仇秋苹　潘宁玲 审校）

第二节　产科患者

在新冠肺炎疫情影响下，部分择期、限期手术安排都受到了限制，但是产科手术量并未受到影响。随着生育年龄逐年增高，产科重症患者数量也较前增长。此类患者往往病情进展较为迅速，孕期带来的生理改变以及胎儿的影响也给产科麻醉提出了更高的要求与挑战。因此，非常时期规范的孕产妇麻醉管理极为重要。麻醉科需要多部门协作，结合各家医院具体情况制订感染患者相关抢救预案，细化具体的流程，以期保障母婴及医护人员安全。

依照《新型冠状病毒肺炎诊疗方案（试行第九版）》疫情防控要求，临产产妇均需按照国家卫健委疫情防控要求进行排查、接诊。对来自疫情严重地区或与疑似或确诊人员有密切接触史的临产产妇，需收治于隔离产房，手术需在负压手术室进行。产妇运转过程中需全程佩戴医用外科口罩，减少患者和相关人员的交叉感染，与患者接触推荐三级防护标准。对于疑似及确诊新冠肺炎的孕产妇，根据国家法律及相关规定，原则上须立即隔离并尽快转至定点医院诊疗，但在临床实际工作中，仍有部分临产产妇无转运时间，必须就地分娩（自娩或剖宫产手术）。根据目前我国联防联控的要求及现阶段疫情发展特征，制订根据孕产妇特点，实施分区、分类、科学的防护措施，具体细则如下。

一、产前、术前评估

所有产妇在入院前，均应进行新冠病毒抗原、抗体检测，询问新冠疫苗接种史及流行病学史，新冠病毒密切接触史，以及最新新冠病毒核酸检测情况。对已行新冠病毒疫苗接种产妇要求其提供接种证明并做好病历记录。

（一）正常孕妇

新冠病毒抗原阴性、特异性 IgM 抗体阴性（已接种新冠病毒疫苗孕妇特异性 IgM 抗体不作为排除指标），流行病学史和密切接触史均为阴性的正常孕妇，常规分娩前在麻醉门诊评估时，均需预约就诊。

1. 产科评估可经阴道分娩的孕妇：评估分娩时是否可实施椎管内分娩镇痛技术，解答孕妇对分娩镇痛技术的相关问题。

2. 产科评估需剖宫产的孕妇：评估是否有椎管麻醉禁忌，评估孕妇气道及心、肺、脑、肾等重要脏器功能，对围手术期风险作出评估，必要时组织多学科会诊，以优化产妇术前状况，控制围手术期风险。

标准防护措施：孕妇戴医用外科口罩；麻醉医师穿工作服（隔离衣），戴一次性手术帽、外科口罩。

（二）密接或待排除新型冠状病毒感染的孕妇

1. 有明确流行病学接触史、无发热及肺部炎症的急诊产妇，如时间允许，须请专家会诊排除诊断，之后转至医院规定的指定区域就诊。

2. 有明确流行病学接触史，合并发热和 / 或肺部炎症临床表现，经专家组会诊认为目前尚未达到"新冠肺炎疑似病例"诊断标准的孕妇，需在医院指定区域（隔离区域）就诊。

（三）已诊断为新冠肺炎确诊或疑似病例的孕妇

密接或待排除新型冠状病毒感染孕妇以及已诊断为新冠肺炎确诊或疑似病例的孕妇均需由有经验的麻醉医师（主治医师以上）前往收

治孕妇的指定区域（隔离病房／产房）进行产前或术前评估。目前已知新冠病毒感染性疾病为一种累及多器官系统的疾病，因此对于疑似和确诊病例，应对患者状况进行全面评价，尤其注意呼吸系统、循环系统功能以及凝血功能和肝肾功能评估，及时组织多学科会诊，制订围手术期救治方案。

待排除及确诊新冠肺炎孕妇的防护措施：在标准防护措施的基础上，麻醉医师应戴医用防护口罩、无菌乳胶手套、护目镜或防护面屏、着一次性防渗隔离衣、靴式防水鞋套。

二、麻醉实施

对正常孕妇及已排除新型冠状病毒感染的孕妇实施麻醉相关操作，麻醉医师采用标准防护措施：孕妇戴医用口罩；麻醉医师穿洗手衣、戴一次性手术帽、外科口罩，进行手卫生后戴乳胶手套，在气管插管及拔管时建议佩戴护目镜或防护面屏。

对于待排除新型冠状病毒感染及确诊的孕妇，在标准防护措施的基础上应加强防护：麻醉医师应佩戴医用防护口罩、双层无菌乳胶手套，戴护目镜及防护面屏，穿一次性防渗隔离衣、靴式防水鞋套。

疑似或确诊新冠肺炎产妇吸氧时，采取口罩加面罩麻醉机纯氧吸入，注意调整麻醉机氧流量不宜过大，过大的气流经患者口鼻处排入到手术室，加重环境的污染，推荐 2~5 L/min 的氧流量；采用呼吸滤器减轻患者对于麻醉机内呼吸回路的污染（推荐麻醉机吸入、呼出端及面罩与一次性呼吸回路之间三处各加装一个呼吸滤器）。

（一）椎管内麻醉

所有临产孕妇（正常、疑似或确诊），无论采用分娩镇痛技术自娩或行剖宫产手术，在无椎管内麻醉禁忌或产科禁忌情况下，均以椎管内麻醉或镇痛为首选。

建议由有经验的高年资麻醉医师进行椎管内穿刺，尽量减少暴露及穿刺时间，一次性穿刺包里有空气过滤器和药物过滤器，注气试验必须用空气过滤器，抽取局部麻醉药也必须用药物过滤器。药物的种类和剂量，参照医院的常规选择。新冠病毒引起病毒性脑炎病例罕见，其依赖病毒表面的 S 蛋白与细胞表面的血管紧张素转换酶 2（ACE2）结合，ACE2 蛋白在神经系统几乎没有表达，因此椎管内麻醉发生病毒性脑炎的可能性较低。

三级防护可能会影响视野及操作手感，发生意外穿破硬脊膜以后，我们的指导建议是，尽量减少麻醉操作时间，如可能不建议更换间隙重新穿刺，可考虑退针至硬膜外间隙，确认硬膜外间隙后再注药。也可以直接将硬膜外导管置入蛛网膜下隙行连续腰麻，剖宫产连续腰麻注药建议方案：首剂量 0.3% 盐酸罗哌卡因 4~5 ml（配方：1% 罗哌卡因 3 ml+0.9% 生理盐水 3 ml+10% 葡萄糖 4 ml）。利用体位调整麻醉平面，根据麻醉平面与效果，追加上述配比药物。

（二）全身麻醉

对于某些高危产科患者（子宫破裂、胎盘早剥、胎盘植入、前置胎盘等）或产科急症无足够时间行椎管内麻醉穿刺，或合并椎管内麻醉禁忌的产妇，需采用全身麻醉。

危重产妇（子痫、妊娠合并心脏病等）及产后出血风险高的产妇，术前应多学科会诊，共同制订相关诊疗方案；依照孕妇病情需要，术前放置中心静脉导管及桡动脉导管，术中严密监测循环、呼吸、麻醉深度、尿量、凝血功能，及时监测动脉血气。做好自体血回收、备异体血及凝血物质的准备。

全身麻醉的孕妇推荐快速序贯诱导，危重或循环血流动力学不稳定者采用慢诱导。密切监测呼气末 CO_2 波形、麻醉机呼吸波形及气道压等；术中可采用肺保护性通气策略以减少呼吸机相关肺损伤。

1. 气管插管

（1）插管前准备：孕妇发生困难气道的概率较非孕妇明显增加，因此插管前应进行充分的准备，备好困难气道工具，同时可选用较非妊娠妇女常规使用的气管导管直径更细的型号；插管前利多卡因凝胶套囊涂抹，为避免出现呛咳，可以 1% 丁卡因或 4% 利多卡因 2ml 进行充分的气管黏膜表面麻醉，可选用注药型气管导管，手术结束时注药防止呛咳。产科麻醉原则上不建议采用喉罩人工气道，除非气管插管失败。

（2）插管工具：为尽量缩短插管操作时间，对所有孕产妇均建议选择可视化插管工具，并推荐使用可更换一次性叶片的视频喉镜（同时使用一次性透明保护套保护镜柄和显示屏）。同时应备好一次性光棒和喉罩等。

（3）插管过程：麻醉诱导前在麻醉面罩与呼吸回路之间加装呼吸滤器，同时麻醉机的吸入及呼出端各加装一个呼吸滤器；麻醉诱导期间吸纯氧，注意采用调整氧流量等措施以减少环境污染；采用快速诱导技术，达到充分肌肉松弛及适宜的麻醉深度，避免插管过程中产妇出现呛咳，提高一次插管成功率；如遇困难气道，在首次气管插管失败后，可酌情置入喉罩，以避免反复尝试气管插管带来的感染风险；非一次性气管插管用具使用后应严格消毒。

2. 术毕拔管

手术结束前经注药型气管导管注射丁卡因行气管黏膜表面麻醉，在苏醒期应采取有效措施防止产妇呛咳，可预防性给予利多卡因、小剂量阿片类药物，或术中持续输注右美托咪定等；术毕拔管前应在较深麻醉下提前清理产妇呼吸道分泌物，避免拔管前即刻清理气道导致躁动和呛咳。因孕产妇反流误吸风险增高，同时可能有饱胃急诊剖宫产的患者，拔管时应警惕患者出现反流误吸。循环不稳定产妇可于手术结束前深麻醉下拔管后再置入喉罩通气；拔管时注意保留气管导管尾端的过滤器，麻醉医师应戴护目镜或防护面屏，以防止气道分泌物和飞沫的污染。对于疑似或者确诊新冠肺炎患者手术，麻醉医师应佩戴医用防护口罩，戴护目镜及防护面屏、双层无菌乳胶手套、穿一次性防渗隔离衣、靴式防水鞋套。

术中注意事项：新冠肺炎后期有部分患者合并肺动脉压升高，尽量避免使用对肺动脉压力影响较大的药物（如合理使用子宫收缩类药物）。尽量避免新冠肺炎产妇围手术期发生恶心、呕吐，保证产妇舒适安全的同时尽量减少对周围环境的污染。可考虑使用 5-HT$_3$ 受体拮抗剂、抑制胃酸分泌药物、H$_2$ 受体拮抗剂等，预防恶心、呕吐，降低胃液 pH 值。预防仰卧位低血压综合征：可采取子宫左倾体位，适时使用血管活性药物。血管活性药优先选择 α$_1$ 受体激动剂如去氧肾上腺素、甲氧明；术中持续静脉泵注血管活性药物较单次静脉注射血流动力学更为稳定，防止用药后心动过缓的发生。如新冠肺炎产妇发生循环衰竭，优先选择去甲肾上腺素和强心药物。

（三）麻醉物品的处理

对疑似或确诊新冠肺炎患者，应于定点医院内救治。对于无法及时转入定点医院的疑似或确诊新冠肺炎患者，有流行病学史，或密切接触史的急诊患者，需将孕妇送入指定隔离区域。需行紧急手术的患者，应当在负压或隔离手术间进行。对于疑似和确诊新冠肺炎患者，所有医护人员应当按照三级防护标准防护；流行病学史阳性，但无症状尚未确诊的患者，可采取二级防护措施。实施椎管内镇痛的产房隔离房间，以及实施手术的隔离和负压手术间，应当按照新冠病毒感染标准进行清洁、消毒。每例手术及急诊气管插管结束后，须严格按国家相关规定及时完成气管插管用具、相关设备和器械消毒以及医疗废物的处理和手术间清洁、消毒。尽量使用一次性麻醉耗材用品，用后放入指定医用废物收集袋，按涉疫医疗废物处理；麻醉机使用后须消毒表面及内部；可使用麻醉机内回路消毒液（复合醇）消毒，或拆卸呼吸部件采用高温高压或过氧化氢低温等离子消毒；其他相关设备，如监护仪、输注泵等应进行物体表面消毒。

（四）感染防控及消毒

　　明确规定手术前后转运患者的路线，并对转运路线消毒。可用1000~2000 mg/L 含氯消毒液喷雾，消毒液用量以喷洒至地面或物体表面湿润为准，消毒作用时间应不少于 30 分钟，最好有感控监督员引导及负责暴露的评估。接送患者的医务人员或辅助人员，应根据患者疑似或确诊状况，采取相应防护措施，转运过程中应做好引导和隔离防护，减少人群暴露。为疑似或确诊新冠肺炎孕妇实施麻醉及手术后，麻醉医师离开隔离产房或隔离手术室前，应依次脱掉外层防护用具；在缓冲区依次脱掉内层防护用具；进入清洁区后及时沐浴更衣。切记注意在每个环节做好手卫生。

三、术后随访

（一）对于正常产妇

　　术后随访按照常规进行。麻醉医师需戴一次性手术帽、外科口罩。

（二）对于密接产妇或疑似产妇及确诊产妇

　　应密切追踪密接产妇或疑似产妇术后新冠肺炎诊断与否，及时与会诊专家团队沟通术后访视事宜，如未能排除感染，对该类产妇与新冠肺炎确诊产妇的术后访视，可进行远程视频访视。有必要访视时在标准预防措施的基础上严密防护，麻醉医师除常规防护外，还需佩戴医用防护口罩、穿防护服、戴护目镜及防护面屏、双层乳胶手套、一次性防渗隔离衣、靴式防水鞋套。

四、术后镇痛及分娩镇痛

（一）保证镇痛效果，提高产妇舒适度，降低氧耗

1. 推荐硬膜外术后镇痛，镇痛效果优于静脉术后镇痛，减少麻醉医师术后镇痛的管理次数。

2. 连续硬膜外术后镇痛：以局部麻醉药为主，辅以小剂量芬太尼或者舒芬太尼。其术后恶心、呕吐发生率低，产妇对环境污染少；但须做好硬膜外镇痛设备的消毒和随访医护人员的防护。

3. 腹壁切口浸润阻滞和腹横肌平面阻滞可作为剖宫产术后镇痛的辅助手段。

（二）椎管内分娩镇痛

新冠病毒感染孕妇，应根据孕妇疾病发展情况，决定是否经阴道分娩。可经阴道分娩产妇，建议行椎管内分娩镇痛。一方面为孕妇提供人文化、人性化服务，另一方面，由于新冠病毒感染孕妇多数存在呼吸功能受损，氧储备减少和氧耗的增加，使孕妇更容易发生缺氧，而分娩疼痛会增加心肌氧耗，减少子宫血流灌注，从而进一步加重母儿的缺氧状态。同时，分娩疼痛可致孕妇每分钟通气量达 20 L/min，存在过度通气和呼吸性碱中毒现象。分娩镇痛通过缓解疼痛，达到降低氧耗和心肺功能负担的目的。此外，分娩疼痛会使部分产妇潮气量大幅增加，而分娩镇痛可以避免孕妇因疼痛过度通气而加重对周围环境造成的污染。

椎管内分娩镇痛注意事项：

（1）条件允许的情况下建议使用负压的隔离单间分娩室，并配备专门的感染控制设施和用品。如使用普通分娩室，应做好隔离及消毒措施。

（2）为降低母体低氧血症对胎儿的影响，尽可能将产妇 SpO_2 维持在 95% 以上，镇痛期间应持续进行胎心监护。

（3）分娩镇痛管理可引入远程信息管理，以减少医护人员的暴露，降低医护感染风险。

（仇秋苹　车向明　执笔　刘薇　徐铭军　葛庆岗　审校）

参考文献

1. RochwergB, BrochardL, ElliottMW, et al. Official ERS/ATS clinical practice guidelines: noninvasive ventilation for acute respiratory failure. Eur Respir J, 2017, 50(2). pii:1602426. doi:10. 1183/13993003. 02426-2016.

2. Huang C, Wang Y, Li X, et al. Clinical features of patients infected with 2019 novel coronavirus in Wuhan, China. Lancet, 2020, Jan 24. pii:s0140-6736(20)30183-5.

3. 中华人民共和国国家卫生健康委员会. 新型冠状病毒感染的肺炎诊疗方案(试行第六版)。2020-03-03.

4. 中国医师协会妇产科医师分会母胎医学专业委员会，中华医学会妇产科分会产科学组，中华医学会围产医学分会，等. 妊娠期与产褥期新型冠状病毒感染专家建议. 中华围产医学杂志. 2020, 23(2):73-79.

5. 中国心胸血管麻醉学会围手术期感染控制分会，全军麻醉与复苏学专业委员会、新型冠状病毒肺炎患者围手术期感染控制的指导建议. 麻醉安全与质控, 2020, 4(2), DOI: 10. 3969/j. issn. 2096-2681. 2020. 02. 001.

6. 北京市临床麻醉质量控制和改进中心. 麻醉科防控新型冠状病毒肺炎工作建议. 麻醉安全与质控杂志微信公众号, 2020-02-15.

7. 中华人民共和国国家卫生健康委员会. 关于加强新型冠状病毒肺炎疫情防控期间孕产妇疾病救治与安全助产工作的通知. 2020-02-08.

8. 张瑾，陈亮、姚淑萍、高金贵. 《中国产科麻醉专家共识(2017)》解读. 河北医科大学学报, 2019, 40(2):128-132.

第三节　危重症患者

对危重症患者涉及有创 / 无创机械通气、吸痰等开放气道的操作，以及中心静脉置管等有创操作较多，疫情传播风险极高；作为收治重症患者的场所，疑似和确诊新冠肺炎患者在等待转入指定医院前往往需要重症监护治疗，因此 ICU 疫情防控责任重大。在转入前，需要完成新冠病毒核酸检测和肺部影像学检查，并了解新冠病毒疫苗接种情况。

一、疑似 / 确诊新冠肺炎患者转入 ICU 流程

疑似 / 确诊新冠肺炎危重症患者，在等待定点医院转诊通知前由医务人员按照规定的转运路线护送至 ICU 负压病房。转运完毕后转运车及转运电梯按照要求进行消毒。

二、重症患者的呼吸支持治疗

（一）经鼻高流量氧疗和无创机械通气

对于低氧血症患者，如果氧合指数在 200~300 mmHg 可先尝试经鼻高流量氧疗（high-flow nasal cannula oxygen therapy，HFNC）；氧合指数在 150~200 mmHg 可尝试无创机械通气（noninvasive mechanical ventilation，NIV）。在 HFNC 和 NIV 期间严密监测呼吸功能，包括 ROX 指数 $[SpO_2/(FiO_2 \times RR)]$、潮气量、血气分析及其他脏器功能状态如神志、肾功能等。一旦治疗期间无明显好转甚至出现恶化，应尽早进行气管插管操作。

新冠肺炎患者多数在发病 1 周后出现呼吸困难，严重者快速发展

为急性呼吸窘迫综合征（acute respiratory distress syndrome，ARDS）。新冠肺炎合并 ARDS 患者死亡率高达 62.5%。特别指出 HFNC 或 NIV 治疗时需密切观察 2 h，病情无改善或不能耐受时应及时行气管插管进行有创机械通气。HFNC 所用管路为一次性管路，应使用双层黄色医疗废弃物包装袋包装，按照涉疫情医疗废物处理。

（二）有创机械通气

1. 气管插管

低氧血症患者出现以下情况之一应考虑气管插管：① 血流动力学不稳定或心电不稳定；② 意识状态恶化；③ 存在以下至少 2 条以上呼吸衰竭持续存在或恶化的表现：呼吸频率＞40 次 / 分；呼吸肌负荷过重无改善；气道分泌物明显增多；酸中毒 pH 值＜7.35；吸入纯氧条件下 SpO_2＜90% 5 分钟以上。应立即在床旁准备插管所需物品、同时准备呼吸机管路、调节呼吸机模式，插管完成后判断气管插管位置。

疑似或确诊新冠肺炎病例发生急性呼吸衰竭需要紧急气管插管操作时，需要在标准防护的基础上佩戴医用防护口罩或双层外科口罩、无菌乳胶手套、护目镜或防护面屏，这加大了气管插管操作的难度；并且该类患者氧储备功能较差，需要尽量缩短插管操作时间。因此建议由经验丰富的麻醉医师，选择可视化插管工具。

2. 重症患者的有创机械通气

一般氧合指数＜150 mmHg 时应考虑气管插管，实施有创机械通气。疑似或确诊重症新冠肺炎患者低氧血症的临床表现不典型，不应单纯把氧合指数是否达标作为气管插管和有创机械通气的指征，而应结合患者的临床表现和器官功能实际情况进行评估。

机械通气时应在气管插管和呼吸回路之间加装呼吸滤器，同时呼吸机的吸入及呼出端各加装一个呼吸滤器。

ARDS 患者应实施肺保护性通气策略：即采用小潮气量（一般 4~7 ml/kg）通气。ARDS 肺保护性通气策略的关键是将气道平台压限制在 30 cmH$_2$O 以下。如氧合改善不显著，可实施俯卧位通气策略。对于 FiO$_2$＞50% 才可维持目标氧合的患者，应做肺可复张性评价，包括 CT、超声、P-V 曲线等。为提高医护人员床边可操作性，建议使用的方法为将呼吸机的 PEEP 从基础值增加到 15 cmH$_2$O，15 min 后评价氧合指数是否改善，动脉血二氧化碳分压是否下降，肺顺应性是否改善，上述 3 条中满足 2 条即可认为肺具有复张性。应注意部分新冠肺炎患者肺可复张性较差，应避免过高的 PEEP 导致气压伤。

3. 气管拔管流程

气管插管的病因一旦解除，患者自主呼吸能耐受呼吸负荷，并具有一定的气道保护能力，应尽快拔除人工气道。在拔管以前，除评估原发病、患者的生命体征以及各脏器功能外，还需评价自主呼吸能力、自主咳嗽、咳痰能力，判断有无上气道梗阻。

（1）各脏器功能：无高热（参考指标：T＜38℃）；氧合指数＞150~200 mmHg；呼气末正压≤5~8 cmH$_2$O；吸入氧浓度≤40% ~50%；动脉血 pH 值≥7.25；慢性阻塞性肺疾病患者动脉血 pH 值＞7.30，动脉血氧分压＞50 mmHg，吸入氧浓度＜35%；血流动力学稳定，没有心肌缺血动态变化，临床上没有显著的低血压，不需要血管活性药治疗或只需要小剂量血管活性药物如多巴胺或多巴酚丁胺每分钟＜5~10 μg/kg；神志清楚（可唤醒，格拉斯哥昏迷评分≥13 分）；代谢状态稳定（无明显的电解质紊乱，血糖水平正常）。

（2）自主呼吸能力：自主呼吸试验（spontaneous breathing trial，SBT）是临床上判断患者自主呼吸能力的有效方法。其基本方法是短期降低呼吸机支持水平或断开呼吸机后，观察患者自主呼吸情况及各项生理指标的变化，以对患者的自主呼吸能力做出判断，并为撤机提供参考。SBT 的实施可采用以下 3 种方式：①T 管，直接断开呼吸机，并通过 T 管吸氧；②低水平持续气道内正压，将呼吸机调整至持续气道内正压模式，压力一般设为 5 cmH_2O；③低水平的压力支持通气：将呼吸机调整至压力支持通气模式，支持压力一般设为 5~7cmH_2O。目前较准确的预测撤机的方法是 3 分钟 SBT，应在患者床旁密切观察患者的生命体征，满足下列指标为 3 分钟 SBT 试验通过：①呼吸频率 / 潮气量（呼吸浅快指数）<105；②呼吸频率>8 次 / 分或<35 次 / 分；③自主呼吸潮气量>4 ml/kg；④心率应<140 次 / 分或变化<20%，无新发的心律失常；⑤动脉血氧饱和度>90%。3 分钟 SBT 试验通过后，进行 30 min SBT 试验。SBT 成功后应立即撤机、拔管。

（3）患者自主咳嗽、咳痰能力：咳嗽的有效性主要取决于患者是否有足够的呼出气量和呼气流速。患者的气道评估包括吸痰时咳嗽的力度、有无过多的分泌物和需要吸痰的频率（吸痰频率应大于 2 小时一次）。因此，测定患者的呼气峰流速，常用作拔管前判断患者是否具有有效咳嗽的生理指标。在神经肌肉病变和脊髓损伤的患者中，咳嗽时的峰流速>160 L/min，预示可以拔管。

（4）上气道梗阻的判断：上气道梗阻主要由于声门水肿或大气道异物（如痰痂、肿瘤等）所致。对成人患者需要进行"漏气"试验客观评价，充分清除口、鼻腔及气囊上滞留物后，经气囊完全放气，应用容量通气模式观察吸入和呼出的潮气量，若下降值<110 ml 或幅度<15%，则认为漏气试验阳性。对于漏气试验阳性的患者应仔细查明原因，若插管时间过长或插管困难，可能存在喉头水肿，可在拔管前静脉应用激素以减轻水肿。

（5）拔管步骤：

①准备再插管的装置，雾化器和各种减轻急性组织水肿的药物，

以及拔管后的氧疗装置；对于困难气道患者拔管，包括麻醉科、耳鼻喉科联合ICU评估拔管风险并做好再次气管插管甚至气管切开的准备。

② 停止鼻饲至少半小时。

③ 应用纯氧吸入至少 5 分钟以增加体内氧储备。

④ 取平卧位，充分清除气道、口鼻腔及气囊上滞留物。为减少传染风险，吸痰装置应为密闭式吸痰装置。

⑤ 协助患者坐位，松解开固定带，将一根未连通负压的吸痰管插入气道内，嘱患者深吸气，助手将气囊完全放气时吸痰管连通负压，边吸痰瞬时将气管插管拔出。

⑥ 给予吸氧，辅助患者咳嗽、咳痰。

对于疑似或确诊新冠肺炎患者，拔出气管插管操作时医务人员有直接暴露风险。因此，需要在标准防护的基础上，佩戴医用防护口罩或双层外科口罩、无菌乳胶手套、护目镜或防护面屏，拔出的气管插管以及应用的吸痰管、滤器等物品使用双层黄色医疗废弃物包装袋包装，按照涉疫情医疗废物处理。呼吸机管路进行高温高压消毒处理。

（三）体外膜氧合（ECMO）治疗

体外膜氧合（extracorporeal membrane oxygenation，ECMO）治疗适用于病因可逆且传统治疗无效的重症 ARDS 患者。重症 ARDS 患者进行 ECMO 治疗的根本目的是在保障二氧化碳和氧交换的基础上，避免高潮气量和高气道压导致的肺损伤，为肺部病变的修复赢得时间。对于重症 ARDS 患者，可通过静脉体外膜氧合或体外二氧化碳排出等方式改善气体交换，同时结合肺保护性的通气策略减缓肺损伤。

ECMO 撤机后所有管路按照涉疫情医疗废物进行包装和处理，ECMO 机器进行表面消毒。

三、疑似或确诊新冠肺炎患者转出 ICU 流程

接到患者转出通知后，控制转出途中人员流动，提前通知电梯运行人员对电梯进行控制和消毒。患者转出后，负压间及负压间至电梯间走廊均行终末消毒处理。

四、感染防控及消毒

疑似/确诊新冠肺炎病例离院后，关闭门窗，紫外线照射 30 min；房屋密闭，采用 3% 过氧化氢按照 30 ml/m³ 全面喷雾消毒，继续密闭至少 30 min。被服等涉疫情医疗废物使用双层黄色医疗废物包装袋包装，后续按涉疫情医疗废物处理。地面有可视污染物时，首先使用 5000~10 000 mg/L 有效氯消毒液覆盖并移除；继续采用 2000 mg/L 有效氯消毒液擦拭至少 30 min。病室内（如桌面、治疗带、椅子）所有物体表面采用 1000 mg/L 有效氯消毒液擦拭至少 30 min；然后开窗通风至少 30 min。须严格按照国家相关规定及时完成非一次性气管插管用具、相关设备和器械消毒以及医疗废物的处理。呼吸机使用后须消毒表面及内部；拆卸呼吸机部件采用高温高压消毒；其他相关设备，如监护仪、输注泵等应进行物体表面消毒。

（葛庆岗 钱敏 执笔 吴长毅 王东信 李永刚 卿恩明 审校）

参考文献

1. Holger J. Schü nemann, Joanne Khabsa, Karla Solo, et al. Ventilation techniques and risk for transmission of coronavirus disease, Including COVID-19. Ann Intern Med. 2020. Dol: 10. 7326/M20-2306.
2. Kartikeya Rajdev, Alan J Spanel, Sean McMillan, et al. Pulmonary barotrauma in COVID-19 patients with ARDS on invasive and non-invasive positive pressure ventilation. J Intensive Care Med, 2021 May 20, 8850666211019719. doi: 10. 1177/08850666211019719.

3. Antonelli M, Conti G, Rocco M, et al. A comparison of noninvasive positive-pressure ventilation and conventional mechanical ventilation in patients with acute respiratory failure. N Engl J Med, 1998, 339 (7): 429-435.

4. Frat JP, Thille AW, Mercat A, et al. High-flow oxygen through nasal cannula in acute hypoxemic respiratory failure. N Engl J Med, 2015, 372 (23): 2185-2196.

5. Domenico Luca Grieco, Luca S Menga, Melania Cesarano, et al. Effect of helmet noninvasive ventilation vs high-flow nasal oxygen on days free of respiratory support in patients with COVID-19 and moderate to severe hypoxemic respiratory failure. JAMA. 2021;325(17):1731-1743.

6. 郑瑞强, 胡明, 李绪言, 等. 重症新型冠状病毒肺炎呼吸治疗流程专家建议. 中华重症医学电子杂志, 2020, 6(1): E001.

7. 邱海波. ICU主治医师手册. 南京: 江苏科学技术出版社, 2007.

8. 王辰. 呼吸治疗教程. 北京: 人民卫生出版社, 2010.

9 国家卫生健康委员会办公厅, 国家中医药管理局办公室. 新型冠状病毒肺炎诊疗方案(试行第九版), 2022-03-14.

第四节 老年患者

我国已经进入老龄化社会, 截至 2017 年底统计大于 60 岁人口总量达到 2.44 亿, 占比已经达到 17%。疾病谱伴随着人口老龄化也在发生相应的改变。据不完全统计, 不同医院手术患者老年占比达 20%~60% 或更高。老年人是特殊群体, 多合并基础疾病, 加之增龄、免疫力降低、聚居环境等综合因素导致其更容易感染新冠肺炎。研究显示, 老年患者占新冠肺炎患者整体人群的 31%、住院患者的 45%、ICU 患者的 53%、死亡患者的 80%。老年新冠肺炎患者的重症比例高、病死率高, 尤其是合并高血压、心脏病、糖尿病、慢性呼吸系统疾病或肾疾病等疾患的外科急诊手术或者择期手术患者, 麻醉管理需要高度重视。

一、麻醉管理总原则

1.严格遵循院感管理，避免交叉感染。

2.结合新冠肺炎病变程度，制订合理脏器支持和保护方案。

3.麻醉方式选择需平衡手术需求、术前肺功能状态及后续肺治疗措施等。

二、麻醉管理与感控要点

（一）老年新冠肺炎患者麻醉的术前访视

对呼吸道传播的防控管理要求及医院封闭式管理规定限制，实施传统的面对面麻醉术前访视存在一定困难。推荐：

1.采用医院 LIS、HIS 等信息系统查阅病例资料，包括血气分析、B 型利钠肽、心肌酶、凝血指标、肝肾功能、血常规、血电解质、血糖等指标，以及预后相关的 D- 二聚体、CRP 等指标。

2.新冠病毒核酸检测与新冠病毒疫苗接种：核酸检测为新冠肺炎筛查和确诊的必要依据，尤其在疫情防控常态化的背景下，新冠病毒核酸的检测能力和时效性得到了充分保障，因此核酸检测结果是我们术前访视务必关注的指标。安全有效的新冠病毒疫苗接种是疫情防控的有效手段，随着国内疫苗大规模接种，有望尽早实现全体免疫从而阻断新冠病毒的传播。但疫苗接种后所产生的效力、持续时间、对核酸检测干扰等需要进一步深入研究。

3.借助电话、视频等形式询问评估。包括对患者的术前状况如感染新冠肺炎前的基础疾病和脏器功能状态、新冠肺炎对肺功能的损害程度（特别是重型和危重型）、急诊疾病对全身循环和呼吸的影响、手术类型和方式、术中预计出血量和气道状况等情况进行仔细评估，特别要关注缺氧在短时间内有无进行性加重。

4.合理规避伦理等相关问题。因疫情防控要求家属不能陪伴照看老人，以及陌生环境限制造成老年人的精神压力等，需要术前适度疏解。病情的交代与知情同意书的签署都需要依据医院自身特点决定，如实施"云签字"等，做到合理合法。

（二）老年新冠肺炎患者的麻醉管理方案制订

急诊疾病和新冠肺炎相关肺功能损害可导致老年患者术前并存的基础疾病进一步恶化，甚至引发其他脏器严重并发症。如冠心病患者可能会因缺氧、焦虑而出现血压升高、心动过速，导致急性心肌缺血甚至急性心肌梗死；高血压患者可能会因为焦虑、缺氧而导致高血压危象，出现头痛、头晕、心慌等相关症状。部分重型或危重型老年新冠肺炎患者会因心肌损伤或低血容量而出现低血压、心功能不全，甚至脓毒性休克。

麻醉管理方案的原则是避免加重恶性循环链。这需要加强肺保护、防止缺氧，做好抗焦虑、抗应激管理，并针对基础疾病的情况明确诊断、实施治疗，目标包括满足外科手术的麻醉需求，以及治疗术前存在的各种严重并发症。

既往我们对非新冠肺炎老年患者麻醉方式尽量选择对生理干扰最小的手段，如神经阻滞、椎管内麻醉等，但随着对新冠肺炎的特殊性，以及对其救治经验的不断更新，发现对于重症患者早期积极气管插管呼吸支持治疗可能会是更好的手段。对于已经存在重症新冠肺炎隐患的手术患者是否积极采用全麻插管的麻醉方式值得进一步研究探讨。

（三）加强老年新冠肺炎患者手术的麻醉监测

应结合患者的状况和拟行手术实施监测。由于老年患者整体状况较差，危重或大手术患者建议在标准监测（心电图、血压、脉搏血氧饱和度、呼气末二氧化碳分压/吸入麻醉药浓度、麻醉深度、体温、尿量）基础上，常规进行无创血压/无创动脉压/连续动脉压监测；心肺功能较差的重症患者，有条件的可以考虑实施功能性血流动力学监测，监测心排出量（CO）、每搏量（SV）、目标导向液体管理指标[每搏量变异度（SVV）、脉压变异度（PPV）、ΔSV]等；对于术前并存严重心脏疾病（严重心脏瓣膜疾病等）的患者，如果十分必需，可在具备条件下实施经胸心脏超声监测（TTE）或者经食管心脏超声监测（TEE）。术中根据监测结果进行评估和麻醉处理。新冠肺炎以肺功能损害为主要特征，术中应该加强对肺顺应性、气道压力、氧合指数、动脉血二氧化碳分压的监测，以指导术中肺保护策略的实施。要注意部分新冠肺炎患者有炎症反应甚至急性心肌损害，有条件时可使用手术室内便携式生化仪检测心肌肌钙蛋白、C反应蛋白等，及时优化心肌氧供需平衡和抗炎管理。

（四）老年新冠肺炎患者的麻醉诱导细节处理

新冠肺炎患者气管插管术是高风险操作，建议实施快速序贯诱导气管插管。考虑到肺部感染造成的气道高反应性，建议在麻醉诱导前静脉注射甲泼尼龙 1~2 mg/kg。新冠肺炎患者一般气道分泌物不多，无须常规吸痰；合并细菌感染者气道分泌物较多，建议封闭式吸痰。麻醉诱导前给予 5 min 高流量面罩吸氧预氧合；麻醉诱导时静脉输注小剂量苯肾上腺素或去甲肾上腺素，预防顽固性低血压。老年新冠肺炎患者对全麻药非常敏感，麻醉诱导时镇静药物和阿片类药物需酌情减量并滴定式给药。可选用依托咪酯、瑞芬太尼、舒芬太尼或芬太尼及足量的罗库溴铵（1.0~1.2 mg/kg），给予镇静药后由助手压迫环状软骨防止反流误吸，给予罗库溴铵 1 min 后由有经验的麻醉医师采用一次性视频喉镜进行气管插管操作。三级防护下不建议听诊，建议通过呼气末二氧化碳分压波形判断导管位置是否正确，也可通过直视气管导管位于声门的刻度判断气管导管位置和深度。麻醉维持既可以采用七氟烷复合瑞芬太尼方案，也可以采用丙泊酚复合足量瑞芬太尼方案。全凭静脉麻醉对老年患者全身血管张力影响较大，需要术中及时调整缩血管药物用量，维持患者血压在基础血压的80%~120%。对于轻型或普通型老年新冠肺炎患者，如果拟行手术可在区域阻滞麻醉（椎管内麻醉或外周神经阻滞）下完成，建议首选区域阻滞麻醉。为了肺保护并减少机械通气过程对麻醉机和环境的污染，建议在气管插管导管末端与螺纹管的Y型连接处放置具有病毒滤过功能的人工鼻，并在呼气回路末端与麻醉机连接的端口再放置人工鼻。

（五）老年新冠肺炎患者术中肺保护策略

对于老年新冠肺炎患者特别是重型或危重型患者，全身麻醉期间应常规实施肺保护性通气策略，包括小潮气量（6~8 ml/kg）、吸入氧浓度＜60%、PEEP 5~8 cmH$_2$O（1 cmH$_2$O =0.098 kPa）和每小时3~5次肺复张性通气手法。此外新型冠状病毒导致的肺部暴发性炎症可引起严重的肺间质水肿，因此控制炎症和应激反应也是肺保护的重要内容。95%以上的老年患者均合并左室舒张功能障碍，术前以及术中过快的心率和过短的舒张期时间易诱发左室舒张型心力衰竭，进而加重肺静水压性肺水肿和氧合功能恶化。因此，有效的抗应激、减慢心率、限制性液体管理策略有助于减轻因心肺交互作用而对肺功能的损害，为改善患者术后肺功能创造条件。对老年新冠肺炎患者肺保护的目标是麻醉手术后肺功能不差于术前水平；而通过围手术期管理改善已经受损的肺功能则是麻醉医师的更高目标。

（六）老年新冠肺炎患者实施术中抗应激与抗炎管理

对于全麻手术患者，建议给予足量瑞芬太尼［0.4~0.6 μg/(kg·min)］，同时复合静脉输注右美托咪定［0.3~0.5 μg/(kg·h)］，有助于降低术前已经形成的精神应激与手术相关应激反应。全身麻醉联合中胸段硬膜外阻滞也可有效减轻手术相关应激反应；但考虑到硬膜外阻滞操作相对复杂以及感染手术的时限性，不建议常规采用。有条件且时间允许时，可联合外周神经阻滞。

新冠肺炎会造成肺部乃至全身的炎症反应，麻醉及手术也会造成不同程度炎症反应，术中可考虑给予适当抗炎治疗。乌司他丁在脓毒性休克患者抗炎以及降低病死率方面有较多证据，可以在手术开始前静脉注射乌司他丁 5000 u/kg；无禁忌证者可使用非甾体抗炎药（NSAIDs），而不主张使用大剂量糖皮质激素类药物。

（七）优化老年新冠肺炎患者的血流动力学

维持合理的血压水平、保障足够的组织灌注是术中血流动力管理的主要目标。建议在适当监测下通过有效抗应激（适当的麻醉深度）、合理的容量管理和积极的血管活性药（首选去甲肾上腺素）维持血压于基础血压的80%~120%水平。容量管理的原则是避免容量过负荷，容量过负荷会加重术后心肺容量负担，导致肺功能的进一步损害。可采用目标导向液体管理联合预防性缩血管药物输注，实施零平衡液体管理策略。对于老年患者，较慢的心率和适当的血压最有助于心肌灌注。可在抗应激、保持血压的同时，适当给予短效 β 受体阻滞剂，尽量避免心率超过 100 次 / 分；如果术中血红蛋白水平低于 100 g/L，应及时输血以确保合适的动脉血氧含量，避免加重心排出量代偿负担而致心率加快。

（八）老年新冠肺炎患者麻醉苏醒期如何进行感染控制管理

原则上新冠肺炎患者留在手术间苏醒。对于轻型或普通型患者，经评估后可以在较深麻醉下气管拔管，以避免呛咳反应，该操作需由有经验的麻醉医师实施，因老年患者对残余的镇静药物、阿片类药物及肌松效应十分敏感，掌握不好可能危及患者安全。深麻醉下气管拔管需要确认肌张力已完全恢复、已进行了充分镇痛（外周神经阻滞、适量长效阿片类药物）、用于麻醉维持的短效镇静/镇痛药物作用可在气管拔管后很快消失。如果不能保障气管拔管后安全，建议在患者完全清醒后进行气管拔管。为了防止气管拔管期间呛咳反应，可静脉注射 2% 利多卡因（1.5~2.0 mg/kg）或者低剂量阿片类药物。术中静脉输注右美托咪定也有助于增强患者气管拔管期间对气管导管的耐受性，避免或减轻呛咳反应。如手术结束时患者氧合指数低于150 mmHg、循环不稳定或者内环境明显紊乱，建议保留气管导管，将患者转至重症隔离病房继续呼吸机支持。

（九）老年新冠肺炎患者术后镇痛的实施

术后急性疼痛可加重肺功能损害，并导致心动过速。术后镇痛首选区域阻滞或切口浸润。如果手术类型为内脏手术，建议给予适当剂量的 κ 受体激动剂；情况允许时可采用以 κ 受体激动剂为主的静脉自控镇痛（PCIA）。采用阿片类药物镇痛时应注意避免对患者的呼吸抑制，避免加重缺氧与二氧化碳蓄积。无禁忌证者可使用 NSAIDs 类药物镇痛。需注意重型或危重型患者可能并存肝肾损害，需严格掌握NSAIDs 类药物适应证。

三、增强救治老年新冠肺炎患者的信心

人民至上，生命至上。无论是出生仅 30 多个小时的婴儿，还是 100 多岁的老人，我们都全力救治；事实也充分证明，据国家卫健委通报武汉新冠肺炎患者中共有 8 位年龄超过 100 岁的患者，其中 7 位已经治愈出院，最大年龄 108 岁，武汉新冠肺炎医疗救治总体治愈率达到 94%，其中 80 岁以上高龄老人救治成功率近 70%，这是非常难得的成果。这使得我们对认识老年新冠肺炎患者的特殊性和可治愈性提升了认识，也为我们管理老年新冠肺炎患者手术的麻醉提供了信心。只要按照流程，注重细节，以问题为导向，就会无往不胜。

（李永刚　冯雪辛 执笔　王天龙　郑晖　王克杰 审校）

参考文献

1. Guan WJ, Ni ZY, Hu Y, et al. Clinical characteristics of coronavirus disease 2019 in China. N Engl J Med, 2020, 382(18): 1708-1720.
2. CDC COVID-19 Response Team. Severe outcomes among patients with coronavirus disease 2019 (COVID-19)United States, February 12-March 16, 2020. MMWR Morb Mortal Wkly Rep, 2020, 69(12):343-346.
3. 张彦平, 王岚. 新型冠状病毒肺炎流行病学特征分析. 中华流行病学杂志, 2020, 41(2): 145–151.
4. 林连君, 朱蕾, 时国朝, 等. 老年新型冠状病毒肺炎诊治与防控专家共识. 中华内科杂志, 2020, 59(8):588-596.
5. 王天龙, 黄宇光, 陈向东, 等. 新型冠状病毒肺炎老年麻醉患者管理与感染控制建议. 中华麻醉学杂志, 2020, 40(3):271-274.
6. 水小芳, 屠懿雯, 曹佳祺, 等. 老年病医院应对新冠肺炎疫情防控中的伦理问题剖析. 中国医学伦理学, 2020, 33(12):1450-1458.

第五节 肿瘤患者

目前恶性肿瘤已成为威胁人类健康的主要元凶之一。每年中国恶性肿瘤新发病例逾 390 万例。恶性肿瘤患者病程长，需要定期、多次入院随访治疗，并需要多模式、多科室综合治疗，治疗过程中所产生的暴露风险大，感染防控具有一定的特殊性和困难性。此外，多次接受放化疗可导致患者免疫功能低下，因而对新冠病毒具易感性。肿瘤手术多为限期手术，推迟手术可能导致肿瘤患者病情恶化，预后不佳，增加患者负担。且肿瘤手术往往范围广、创伤大，全身麻醉手术比例高，新冠肺炎的呼吸道传播风险大。故肿瘤手术应在充分术前准备后尽早进行，入院及手术前对患者进行严格的筛查与防护，成为肿瘤患者新冠肺炎感染防控的重中之重。尽管如此，鉴于新冠肺炎潜伏期长，变异程度高，加之肿瘤患者特殊的临床表现及心理状态，肿瘤患者手术的围手术期感控仍不能放松警惕。

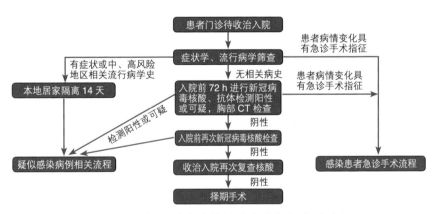

图 7-5-1 新冠肺炎疫情肿瘤患者期间收治流程

对于限期恶性肿瘤手术患者，应在收治入院前对患者进行症状学及流行病学筛查，进行两次核酸筛查（间隔 24 小时以上），并进行胸部 CT 检查，结果阴性后方可入院。对于新冠病毒疫苗接种，目前没有强制的要求。入院后仍需对患者进一步进行流行病学筛查及核酸检测，结果阴性再进行手术。对于急诊手术的肿瘤患者而言，由于术前准备不充分，如不能在术前完善相关检查，应严格按照感染患者的急诊手术流程处理。肿瘤手术往往具有创伤大、手术时间长的特点，加之患者多高龄、体弱，术后并发症特别是肺部并发症发生率高，可导致包括发热、咳嗽在内的多种呼吸道症状，在临床症状上常难以与新冠肺炎鉴别，这也为围手术期新冠感控带来更多的挑战。

一、新冠肺炎疫情期间肿瘤患者感染防控特点

肿瘤患者对新冠病毒更具易感性，且预后更差，重症患者比例更高。肿瘤患者接受的抗肿瘤治疗导致免疫功能低下，是新冠肺炎重要的易感因素。合并肿瘤是新冠肺炎预后不佳的独立危险因子，严重不良事件和死亡的风险更高（39% *vs.* 8%），故肿瘤患者的围手术期感染防控具有重要意义。此外，肿瘤复杂多变的临床表现也为新冠肺炎的感染防控带来一定的难度。肿瘤患者常见的临床表现包括发热、呼吸道症状等，均与新冠肺炎患者的临床表现高度相似，二者鉴别本身有一定困难，需依靠其他检查来甄别，这对肿瘤患者的感染防控提出了更高的要求。对于不同阶段的肿瘤患者，可采取不同的诊疗策略。例如，对于处于稳定期的肿瘤患者，可适当推迟择期手术，并加强新冠肺炎的防控措施，优化临床路径，减少此类患者的暴露风险。

不仅如此，肿瘤患者特殊的心理状态也能影响预后。新冠肺炎流行期间，因担心难以得到定期有效的治疗，新冠肺炎感染与肿瘤进展的双重压力，可能导致患者出现严重的焦虑和抑郁倾向，影响肿瘤患者的预后，也为患者感染防控带来一定的困难。因此，对于肿瘤患者

而言，严密的围手术期感染防控，不仅能够减少感染新冠病毒的风险，还能改善患者的心理状态，对于患者的临床预后有积极作用。

二、不同种类肿瘤手术围手术期感染防控

(一)神经外科和头颈部肿瘤患者的围手术期感染防控

头颈部肿瘤患者往往需要多学科和多模式治疗，待行肿瘤手术时多已经历多次化疗和放疗，患者免疫系统功能差，新冠病毒感染风险大，除了进行充分的症状学、流行病学筛查及核酸、抗体、胸部 CT 等检查外，还应注意患者在院期间的感染防控，避免院内传染。

对于颅内肿瘤手术的患者，手术多采用气管插管全身麻醉，术中应注意人工气道的感染防控。部分肿瘤特别是后颅底肿瘤，术中操作可能影响患者的呼吸功能，长时间的机械通气容易诱发患者呼吸道感染，术后出现发热、咳嗽等症状时应注意排查患者的血常规、胸部影像学和微生物学指标，对于不能排除新冠肺炎的患者应做到单人单间隔离，并注意自身防护。如手术需要采用术中唤醒麻醉，建立声门上人工气道时应进行充分的表面麻醉，减少唤醒期呛咳反射和气溶胶传播，以降低感染风险。值得注意的是，由于神经外科手术普遍时间较长，术中应特别注意围手术期体温保护。体温保护能够有效改善患者的苏醒延迟，减少机械通气时间，预防术后并发症，促进患者术后恢复，同时也能够减少因术后肺部并发症所导致的不必要的隔离。

头颈部肿瘤患者合并困难气道较多，围手术期气道管理尤为重要。对合并困难气道的肿瘤患者，术前应制订完善的气道管理方案，并做好建立紧急气道的准备工作。鉴于新冠病毒较强的传播性，麻醉诱导期不宜有过多的麻醉科医师参与，应安排具有困难气道管理经验的 2 名麻醉医师进行麻醉诱导。良好的术前气道评估是保证围手术期安全的重要前提。对术前评估预计不会出现通气困难的患者，可考虑深肌松条件下进

行插管，诱导期予以大剂量肌松药物，加快肌松药起效时间，患者咳嗽反射消失后插管，以防止插管过程中患者呛咳产生气溶胶。诱导前推荐使用一次性半密闭式面罩吸氧进行预充氧，提高氧储备，减少插管时低氧血症的发生率。对于预期困难通气的患者，优先考虑保留自主呼吸，充分镇静、表面麻醉下行经鼻纤维支气管镜引导清醒插管。充分的表面麻醉是保留自主呼吸插管的关键，对于有条件的医院，可采用2%利多卡因喷雾器进行表面麻醉，尽可能减少气管插管时患者呛咳，以降低气溶胶传播的可能性。一项临床研究显示，术前行双侧喉上神经阻滞能够提高清醒插管患者的舒适性，减少术中恶心和呛咳的发生率，缩短插管时间，减少新冠病毒的感染风险。必要时应考虑先由外科医师行气管切开建立人工气道，以减少反复插管所带来的感染风险。手术过程中，建议使用密闭式吸痰装置进行吸痰，减少气道分泌物暴露于手术室环境中。对于预期困难通气的患者，术后可带管返回ICU，避免因过早拔管导致急性呼吸道梗阻，由此引发的呛咳、再插管等情况可能带来更大的感控风险。部分喉部及气管手术患者，术中行预防性气管切开，应选择密闭式气管切开套管，避免病毒沿非密闭式的气管切开套管向周围传播。对于术后带管或气管切开的患者，在转运过程中，应使用密闭式回路，严格遵守专用通道转运，避免转运过程中给其他区域带来感染风险。

（二）胸部肿瘤患者的围手术期感染防控

胸外科手术具有较多的特殊性：一方面，胸科手术创伤大，强烈的创伤刺激容易导致患者肺部并发症的发生，产生更多的气道分泌物，增加围手术期感染风险；另一方面，由于术中肺隔离的需要，患者气道难免与外界相通，难以实现完全密闭式的通气，这为围手术期感控带来巨大的挑战。有条件的医院应尽可能在负压手术室中进行胸外科手术，并于术后严格进行消毒。

肺部肿瘤患者往往合并慢性气道阻塞性肺病，肺功能减退，应列为新冠肺炎预防的重点人群。对于有吸烟史的肿瘤患者，特别强调患者术前戒烟，以减少术中气道分泌物，降低围手术期的传播风险。诱导期行双腔气管插管时，应等待肌松药物完全起效后再进行插管，插管时可选择使用负压气道保护罩装置，减少麻醉医师气溶胶暴露（图7-5-2）。有文献报道显示，气管插管前静脉应用利多卡因1.5 mg/kg能有效抑制气道呛咳反射，减少气溶胶的产生，对无相关禁忌证的患者应考虑应用。由于气道的开放性，术中尽可能保持患者气道于负压保护罩装置下，避免患者气管内分泌物所致感染。特别是游离患者气管周围组织时可能导致患者较为剧烈的呛咳，故手术操作过程中应保持深肌松状态，抑制患者的呛咳反应。吸痰时，应严格对患者的双侧肺进行隔离，避免使用同一吸痰管对双侧肺进行吸痰，进而导致感染的扩散。术毕可选择深镇静下进行拔管，避免气溶胶暴露。对于双腔气管插管患者，术毕拔管时应将双腔管完全封闭，连同插管尾端过滤器一同拔出，以减少拔管时气管插管内的气溶胶感染风险。术毕应保持患者胸腔引流装置密闭，避免暴露于手术室环境中。

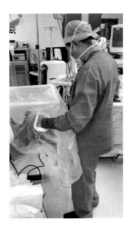

图7-5-2 术中负压气道保护罩

食管肿瘤患者由于长期进食受限，营养状态差，免疫功能低下，围手术期感染风险高，术前应对患者进行营养支持，改善患者的免疫功能。尽管食管手术不破坏脏层胸膜的完整性，但在游离食管周围组织时也可能引发患者的呛咳反应，术中应维持深肌松状态。中上段食管癌通常需要多部位切口进行手术，在术中改变体位时尤其应注意，避免接触患者气道及口腔分泌物，引发相应的感染风险。对于已经进行新辅助化疗后的食管肿瘤患者，多重因素导致患者对新冠病毒更易感，且手术难度大，游离病变食管时易损伤周围组织，此时应做好充分镇痛、肌松，避免气道分泌物产生气溶胶。对于已经接受放射治疗后的食管肿瘤患者，应考虑到气管食管瘘的可能性，此时患者的口腔分泌物可能携带大量新冠病毒，插管时应做好充分防护，术中游离切除病变食管时也可能产生气溶胶感染的风险，对于此类患者应严格按照感染手术流程进行手术。

考虑到胸外科术后患者可能出现的肺部感染，术后 1~2 天内应常规复查胸部 X 线、血常规等检查，以鉴别术后感染与新冠肺炎。胸部 CT 对鉴别术后并发症与新冠病毒感染方面具有积极意义，如患者能够耐受外出检查，应对术后出现肺部感染症状的患者进行胸部 CT 检查，能够在短时间内检出可疑的新冠肺炎患者，应立即对此类患者进行隔离，避免在术后出现感染的播散。相关患者在外出检查期间也应严格防护，并对相关医疗废物作妥善处理，按照感染性废物处理标准双侧包装后妥善处理。

（三）腹部肿瘤患者的围手术期感染防控

腹部肿瘤发病率高，上腹部肿瘤手术患者往往合并较多消化道症状，患者长期营养状态差，免疫功能低下，是新冠病毒的易感人群，除入院前进行严格的筛查外，入院后也应严格防护，避免院内传播病例的出现。

研究显示，超过 50% 的新冠肺炎患者可出现胃肠道症状，包括腹痛、腹泻及呕吐等，并可作为首发症状出现，因此对消化道肿瘤患者的术前筛查应着重覆盖消化系统。对近期新发或突然加重的消化道症状，应考虑到合并新冠病毒感染的可能性，避免收治入院后造成院内传播。如患者因突然出现的消化道症状进行急诊手术，术中应严格按照感染手术处理。术中牵拉内脏神经可能导致膈肌痉挛，影响患者呼吸功能，故应在手术操作期间维持肌松效果，避免呼吸功能受抑制。有文献报道显示，部分新冠肺炎患者粪便内可检出新冠病毒，应注意到新冠病毒消化道传播的可能性，故行消化道手术的患者，除预防呼吸道传播外，也应对手术标本妥善处理。

对于部分经自然腔道进行的肿瘤手术，诸如膀胱肿瘤电切、宫颈锥切术患者，可优先选择椎管内或局部麻醉等方式，以减少全身麻醉插管所致的新冠病毒传播风险。患者转运过程中应严格按照防护标准，佩戴外科口罩、N95 或 KN95 口罩。全身麻醉患者插管前可将湿纱布盖于患者口鼻部，再行纯氧通气去氮，最大程度减少插管过程中的气溶胶传播。术毕拔管转运回病房后，也应使用外科口罩或 N95 口罩进行防护，减少转运过程中所致的感染风险。

（四）其他部位肿瘤患者的围手术期感染防控

对于四肢骨及软组织肿瘤患者，不同的手术部位应采取不同的麻醉方式。原则上，对于四肢远端的手术，优先选择神经阻滞麻醉或椎管内麻醉，以减少相对应的手术风险。但值得注意的是，对于四肢远端的肿瘤手术，如术中应用止血带，神经阻滞往往难以彻底消除止血带反应，随之手术时间延长，患者难以长时间耐受止血带，不利于手术操作，可考虑复合全身麻醉，术中气道管理可建立喉罩等声门上人工气道，减少气管内刺激所导致的气道分泌物。对于脊柱和骨盆恶性肿瘤的患者而言，由于手术时间长，创伤大，应首选气管插管全身麻醉。此外，由于手术多采用侧卧位或俯卧位，术中应注意避免接触患者黏膜或口鼻分泌物，防止密切接触途径感染新冠病毒。术毕拔管时也应注意严格防护下清理患者的口鼻分泌物，优先考虑深镇静下拔管。原发于骨和软组织肿瘤的好发年龄多为 10~20 岁，以未成年患者为主，由于其心理状态的特殊性，在实施麻醉前除做好防护外，还应注意针对未成年患者进行心理辅导，不仅能够减少术前焦虑，同时也能够提高患者的依从性，对围手术期感染防控具有积极意义。

（五）肿瘤患者手术室外麻醉的围手术期感染防控

对于进行手术室外麻醉的患者，由于环境的限制，往往难以实现充分的防护，因此接受手术室外麻醉的肿瘤患者更应注重患者的感染筛查与防控。对于手术室外麻醉患者，尽可能选择全身麻醉以外的麻醉方式，避免建立人工气道所带来的呼吸道感染风险。对于必须接受全身麻醉的手术室外肿瘤患者，可优先选择刺激性较小的气道管理方式，如保留自主呼吸的无插管全身麻醉或喉罩等，减少气道分泌物所致的感染风险，但也应注意由此所带来的反流误吸风险。值得注意的是，部分肿瘤介入手术，新冠病毒可能沿穿刺腔道传播，在关注患者呼吸道传播同时也应对穿刺途径进行严密管理，避免病毒循穿刺途径进行播散。

三、肿瘤患者围手术期镇痛的感染防控

围手术期充分镇痛不仅能促进患者的术后恢复，同时能够改善肿瘤患者的临床预后。围手术期的急性镇痛应考虑多模式镇痛，如采用患者自控镇痛（PCA），可选择一次性镇痛装置，能够减少由于镇痛

装置所带来的感染风险，反复使用的镇痛装置应于使用后充分消毒。对于术前已经出现癌性疼痛的肿瘤患者，可考虑在围手术期出院前制订患者的长期癌痛治疗方案，以减少患者门诊复诊次数，从而降低患者出院后由于癌痛复诊所带来的相关感染风险。规范的围手术期镇痛不仅能减少患者的围手术期并发症，加速外科康复，同时也能改善患者的心理状态，对于预防新冠病毒的传播具有一定的积极作用。

四、新冠肺炎防控相关的肿瘤患者围手术期心理问题

肿瘤患者的心理应激反应主要包括焦虑及抑郁状态，而新冠肺炎则可加重这种心境障碍，进而影响肿瘤患者预后。针对肿瘤患者的心理疏导，不仅有助于改善肿瘤患者的心境障碍，同时能够解除患者对新冠肺炎疫情的焦虑。对于麻醉科医师而言，完善的术前访视能够缓解患者的术前焦虑，促进患者术后康复，改善术后并发症的发生，减少因肺部并发症鉴别诊断而产生的隔离。结合肿瘤患者在新冠肺炎疫情期间的心理特点，建立三级心理防护对策，可促进危机管理、加强肿瘤患者心理应激干预和管理，对围手术期肿瘤患者的感染防控具有重大意义。在肿瘤患者围手术期感染防控中，应积极创造条件构建线上、线下相结合的心理干预体系，提供有针对性的心理干预措施。

（倪诚　郑晖　执笔　谭宏宇　张欢　潘守东　叶铁虎　审校）

参考文献

1. Liang W, Guan W, Chen R, et al. Cancer patients in SARS-CoV-2 infection: a nationwide analysis in China. Lancet Oncol, 2020, 21(3):335-337.

2. Finley C, Prashad A, Camuso N, et al. Guidance for management of cancer surgery during the COVID-19 pandemic. Can J Surg, 2020, 63(22):S2-S4.

3. Moliere S, Veillon F. COVID-19 in post-operative patients: imaging findings. Surg Infect (Larchmt), 2020, 21(5):416-421.

4. Holshue M L, DeBolt C, Lindquist S, et al. First case of 2019 novel coronavirus in the United States. N Engl J Med, 2020, 382(10):929-936.

5. Singh J, Shakya S, Shrestha B, et al. Awake fiberoptic intubation in cervical spine injury: A comparison between atomized local anesthesia versus airway nerve blocks. Kathmandu Univ Med J (KUMJ), 2018, 16(64):323-327.

6. Tang L Y, Wang J. Anesthesia and COVID-19: What we should know and what we should do. Semin Cardiothorac Vasc Anesth, 2020, 24(2):127-137.

7. Clivio S, Putzu A, Tramer M R. Intravenous lidocaine for the prevention of cough: systematic review and meta-analysis of randomized controlled trials. Anesth Analg, 2019, 129(5):1249-1255.

8. Abubakar A, Malik M, Pebody R G, et al. Burden of acute respiratory disease of epidemic and pandemic potential in the WHO Eastern Mediterranean Region: A literature review. East Mediterr Health J, 2016, 22(7):513-526.

9. Pan L, Mu M, Yang P, et al. Clinical characteristics of COVID-19 patients with digestive symptoms in Hubei, China: A descriptive, cross-sectional, multicenter study. Am J Gastroenterol, 2020, 115(5):766-773.

10. 王卫东, 冯梅, 郎锦义. 新型冠状病毒肺炎疫期肿瘤患者防控的挑战与对策. 肿瘤预防与治疗, 2020, 33(2):87-90.

11. 徐海燕, 杨科, 杨广建, 等. 优化解决肺癌患者在新型冠状病毒肺炎疫情期间诊疗问题及心理问题的探索. 中国肺癌杂志, 2020, 23(4):247-254.

12. 新型冠状病毒肺炎危重型患者气管插管术的专家建议(1.0版). 中华麻醉学杂志, 2020, 40(3):287-290.

13. 邓小明. 现代麻醉学. 北京: 人民卫生出版社, 2014.

14. 马宁, 马弘, 李凌江. 《新型冠状病毒感染的肺炎疫情紧急心理危机干预指导原则》专家解析. 中华精神科杂志, 2020(2):95-96.

15. 张玉萍, 罗稀, 张健, 等. 新型冠状病毒肺炎疫期肿瘤患者的心理应激及防护对策. 肿瘤预防与治疗, 2020, 33(2):106-110.

第六节　儿科患者

儿童作为一个特殊群体，是呼吸道感染性疾病的易感人群，在家庭聚集性病例和密切接触者中，儿童感染新冠肺炎的风险明显增加。尽早筛查感染病例和疑似病例，做到早发现、早隔离、早报告，在减少交叉感染及治疗过程中发挥了关键作用。在新冠肺炎疫情阻击战和常态化防控条件下，麻醉科医护人员在确保儿科急诊手术"零耽误"、维持医院正常手术秩序、参与手术室外镇静和危重患儿诊治过程中都发挥了重要作用。严格遵循医院感染防控制度和工作流程，做好人员管理、物流管理和环境管理，是保障儿科患者和医护人员身体健康和生命安全的关键。

一、新冠肺炎在儿科患者中的传播途径和流行病学

（一）传播途径

新冠病毒主要通过呼吸道飞沫传播和接触呼吸道分泌物污染的物体表面传播。新冠病毒传播的另一个重要途径是气溶胶传播，在面罩加压辅助通气、气管插管、拔除气管导管、耳鼻喉科手术和口腔科手术等操作过程中，医护人员的暴露和感染风险明显增加。从确诊新冠肺炎儿童的粪便中可检出病毒长达 1 个月之久，这提示在新冠肺炎疫情期间，不排除粪口传播的可能性。新生儿新冠肺炎病例报道不断增多，提示可能存在母婴垂直传播。文献报道，新冠肺炎产妇分娩后新生儿新冠病毒核酸检测阳性的比例约为 3.3%。

（二）流行病学

在中国疾病预防控制中心（CDC）于 2020 年 2 月报道的 72 314 例新冠肺炎病例中，10 岁以下儿科患者占比为 1%，19 岁以下儿童和青少年占比为 2%。韩国 CDC 于 2020 年 3 月报道 7869 例新冠肺炎病例中，10 岁以下儿科患者占比 1%，19 岁以下儿童和青少年占比 6.2%。美国费城儿童医院、西雅图儿童医院和德克萨斯儿童医院，于 2020 年 3 月至 7 月开展全面围手术期新冠肺炎筛查期间，新冠病毒阳性检出率分别为 0.63%、0.58% 和 1.25%。一项国际多中心新冠肺炎手术队列研究（CovidSurg）显示，2020 年 1 月至 4 月登记的 5388 例新冠肺炎患者手术

中，16 岁以下儿童 88 例，其中急诊手术占比 89%，良性病变、创伤和癌症手术占比分别为 81%、11% 和 9%，术后 30 天死亡率 1.1%。

二、新冠肺炎疫情期间防控要求和工作流程

（一）新冠肺炎疫情期间围手术期防控要求

要根据患儿症状和流行病学史做好新冠肺炎排查，特别要询问患儿与确诊或疑似病例的密切接触情况。若经术前常规筛查（流行病学史、症状、体征、血常规、新冠病毒核酸检测、新冠病毒抗体检测和胸部 CT 检查）排除新冠肺炎，可按临床常规进行手术。如果患儿为疑似或确诊病例，围手术期所有工作人员（医师、护士、护工等）应严格按照三级防护标准，遵循各环节安全操作流程，包括患儿的转运交接、手术室内安排、麻醉流程、手术过程中的注意事项、转运路线规划和环境消毒等，确保人员安排合理，分工明确，落实到位。

由于患儿年龄小，与家人分离时容易出现哭闹的现象，为减少哭闹过程中出现病毒传播引起的交叉感染，进入手术室前若病情允许可考虑给予咪达唑仑镇静。患儿全程佩戴一次性口罩，使用负压转运担架，或使用一次性大单罩住患儿，头部加用头罩，在移动监护仪监测下通过专用通道转运到手术室。

（二）新冠肺炎疫情期间围手术期工作流程

各单位应参照相关规范，结合本单位实际，制订疫情期间围手术期工作流程。儿科患者新冠肺炎疫情期间手术分诊流程、确诊或疑似新冠肺炎患儿手术流程，以及疫情期间手术室外急救插管流程参见图 7-6-1、图 7-6-2、图 7-6-3。

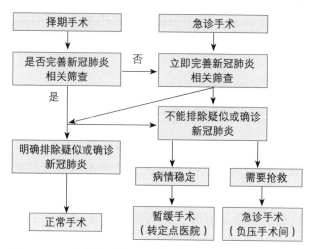

图 7-6-1　儿科患者新冠肺炎疫情期间手术分诊流程

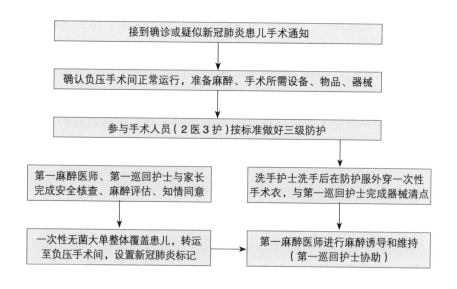

图 7-6-2　疑似或确诊新冠肺炎患儿手术流程

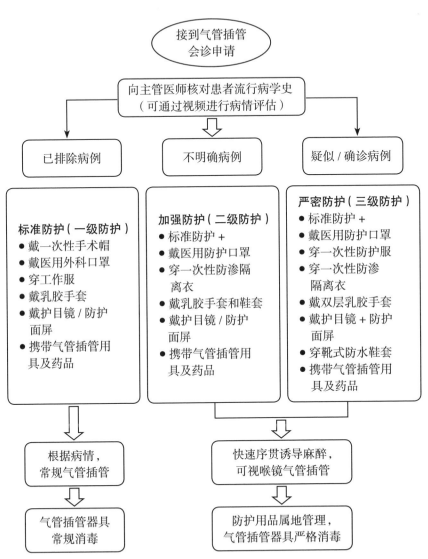

图 7-6-3　新冠肺炎疫情期间儿科患者手术室外急救插管流程

三、确诊或疑似新冠肺炎患儿急诊手术管理

（一）手术间准备

使用独立负压手术间，确保负压状态（负压值应在 -5 Pa 以下）。在非负压手术间进行手术应尽量选择净化系统独立的手术间。若多个手术间共用净化系统，应暂时关闭洁净空调系统，清空手术间不需要的物品后再实施行手术。禁止无关人员参观手术，门口悬挂"新型冠状病毒肺炎"隔离标识。

（二）人员和分工

1. 麻醉医师

应安排 2 名麻醉医师（第一麻醉医师和第二麻醉医师），第一麻醉医师负责病情评估、安全核查、知情同意、将患儿转运至负压手术间，以及实施麻醉和术中管理。第二麻醉医师负责传递物品、应急抢救等，在术毕将患儿转运至隔离病房或重症监护室。

2. 手术室护士

洗手护士 1 人、巡回护士 2 人（第一巡回护士和第二巡回护士）。洗手护士负责手术配合。第一巡回护士协助完成器械清点、安全核查、将患儿转运至负压手术间和手术间内巡回工作；第二巡回护士负责传递物品、参与应急抢救和术毕患儿转运工作。

3. 手术医师

尽量控制在 3 人以内。负责手术，协助术中应急抢救。

（三）防护物资、用品和管理要求

1. 防护物资和用品准备

手术间内常规配备 8 套三级防护用品（N95 口罩、护目镜、一次

性帽子、防护面屏、防护服、靴套、一次性隔离衣、双层手套）、手术器械（一次性手术包、一次性手术衣、感染专用手术器械）、医用耗材和药品。

2. 防护物资和用品管理

为使防护物资规范合理使用，科室设有专职人员每天根据手术情况负责发放、请领防护物资并且建立科室防护物资使用台账。实行实名领取、落实到人、避免浪费。仪器设备由专人定期进行清点记录，使其处于备用状态，使用后由专人进行终末消毒。复用物品（体温计、听诊器、护目镜）由专人一天两次进行消毒并记录，接触患儿后随用随消毒。

3. 人员防护要求

麻醉医师、手术医师、手术室护士严格按照三级防护的要求穿戴防护用具，互相监督检查穿戴顺序正确、穿戴是否齐全。有条件时，安排专职院感防控工作人员负责使用防护用品指导和监督工作。

（四）麻醉相关物品

麻醉相关物品尽可能选择一次性使用耗材（如螺纹管、气管导管、管芯、牙垫、脉搏氧饱和度探头、血压袖带、体温探头等）。气管插管操作尽可能选择可视喉镜，使用一次性喉镜片，显示屏和镜柄用保护套进行保护。麻醉机呼吸环路进气端、出气端和患者端加呼吸过滤器。麻醉机使用后通过专用麻醉机消毒机进行消毒，或将呼吸模块拆卸后送至供应室消毒。

（五）术中防护

患儿入手术室后，将吸引器放到患儿口鼻位置，防止飞沫喷溅。术中使用一次性吸烟电刀、腔镜手术充气以及放气等会产生气溶胶，建议手术医师操作时动作要轻柔，防止气溶胶喷溅，医护人员要做好自我保护。开放性手术防止患者体液喷溅，做好切口、创面的保护（图7-6-4）。

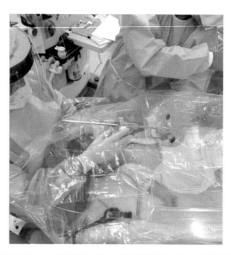

图 7-6-4　儿科患者支撑喉镜手术术中防护

（六）手术后处理

手术结束后，根据病情需要在麻醉苏醒后拔除气管导管，或在麻醉状态下将患儿转运至重症监护室。转运和交接过程中，严格遵循医院制定的新冠肺炎患者转运、监护和交接规范和流程。

手术器械、医疗废物、手术室终末消毒以及麻醉相关物品，参照《医院空气净化管理规定》《医疗机构消毒技术规范》《新型冠状病毒感染的肺炎疫情期间医疗机构废物管理》进行处理。

四、新冠肺炎疫情防控培训和应急演练

根据新冠肺炎疫情常态化防控要求，科室应建立疫情防控培训和应急演练机制，定期开展围手术期疫情防控培训和应急演练，确保科室所有工作人员掌握疫情防控规范和流程，提高风险意识，加强自身防护，保障患儿和医护人员自身安全。

当前，我国已在成人和老年人群中广泛开展新冠病毒疫苗接种工作；相比之下，在3岁以上儿童和青少年中的疫苗接种工作刚处于起步阶段，而新生儿和婴幼儿则普遍对新冠病毒缺乏免疫力。儿科已成为新冠肺炎疫情防控的相对薄弱环节，建议接诊儿科患者的医护人员按照规范接种新冠病毒疫苗，以切断新冠病毒的传播途径，保护易感人群。

（潘守东　吴新雁 执笔　张建敏　郭正纲　朱慧英 审校）

参考文献

1. Parthasarathy P, Vivekanandan S. An extensive study on the COVID-19 pandemic, an emerging global crisis: Risks, transmission, impacts and mitigation. J Infect Public Health, 2021, 14(2):249-259.

2. Cai J, Xu J, Lin D, et al. A case series of children with 2019 novel coronavirus infection: clinical and epidemiological features. Clin Infect Dis, 2020, 71(6):1547-1551.

3. Oncel MY, Akın IM, Kanburoglu MK, et al. A multicenter study on epidemiological and clinical characteristics of 125 newborns born to women infected with COVID-19 by Turkish Neonatal Society. Eur J Pediatr, 2021, 180(3):733-742.

6 Wu Z, McGoogan JM. Characteristics of and important lessons from the coronavirus disease 2019 (COVID-19)outbreak in China. JAMA, 2020, 323(13):1239-1242.

4. Liu JQ, Xu JW, Sun CY, et al. Age-stratified analysis of SARS-CoV-2 infection and case fatality rate in China, Italy, and South Korea. Eur Rev Med Pharmacol Sci, 2020, 24(23):12575-12578.

5. Adler AC, Shah AS, Blumberg TJ, et al. Symptomatology and racial disparities among children undergoing universal preoperative COVID-19 screening at three US children's hospitals: Early pandemic through resurgence. Paediatr Anaesth, 2021, 31(3):368-371.

6. Nepogodiev D. Favourable perioperative outcomes for children with SARS-CoV-2. Br J Surg, 2020, 107(13):e644-e645.

7. Pollaers K, Herbert H, Vijayasekaran S. Pediatric microlaryngoscopy and bronchoscopy in the COVID-19 era. JAMA Otolaryngol Head Neck Surg, 2020, 146(7):608-612.

8. Daly Guris RJ, Elliott EM, Doshi A, et al. Systems-focused simulation to prepare for COVID-19 intraoperative emergencies. Paediatr Anaesth, 2020, 30(8):947-950.
9. 国家卫生健康委办公厅. 关于加强重点地区重点医院发热门诊管理及医疗机构内感染防控工作的通知. 2020-02 -04.
10. 国家卫生健康委办公厅. 关于印发医疗机构内新型冠状病毒感染预防与控制技术指南(第一版)的通知. 2020-01-23.
11. 中华医学会麻醉学分会小儿麻醉学组, 中华医学会麻醉学分会青年委员会. 新型冠状病毒肺炎流行期间小儿麻醉相关规范. 中华麻醉学杂志, 2020, 40(3): 281-286.
12. 国家卫生健康委. 医院空气净化管理规范: WS/T368-2012. 2012-04-17.
13. 国家卫生健康委. 医疗机构消毒技术规范: WS/T367-2012. 2012-04-17.
14. 国家卫生健康委办公厅. 新型冠状病毒感染的肺炎疫情期间医疗机构废物管理. 2020-01-28.

第七节　无痛诊疗患者

无痛诊疗工作包括分娩镇痛和无痛诊疗，内镜检查包含了胃肠镜、支气管镜以及电子喉镜等相关检查。院内感染的预防和控制是医院管理工作的重要内容，接种流感疫苗有助于新冠肺炎疫情的防控，降低新冠肺炎的感染率，同时，疫情防控期间内镜诊疗患者需接受新冠病毒核酸检测及新冠病毒抗体检测。为保障无痛诊疗工作安全开展，降低院感风险，减少患者感染等不良事件的发生，现制订本工作建议，为各类医疗机构在疫情防控常态化的情况下开展无痛诊疗工作提供参考。

一、分娩镇痛诊疗

分娩镇痛应具备能确切完善地解除产妇疼痛，满足整个产程镇痛的要求，不影响宫缩和产妇的行走，对母婴健康无影响，产妇能清醒配合分娩过程，有异常情况可立即满足手术麻醉的需要。

（一）人员防控建议

1.患者

（1）患者进入医疗机构内部应全程佩戴口罩，仅在麻醉期间、面罩吸氧或人工气道期间可以摘下，但患者恢复正常自主呼吸后应及时戴上口罩。

（2）患者在入院时需提供医疗机构认可的健康码，1周内新冠病毒核酸检测阴性结果，以及血常规、新冠病毒抗体及胸部CT的阴性结果，并复查体温。

（3）患者在接受分娩镇痛当日麻醉前，主麻医师应详细询问病史，包括流行病学史，并仔细核查患者体温及新冠肺炎筛查结果。

（4）既往曾感染新冠肺炎已愈，体温正常但筛查结果存疑患者，应请院感专家会诊，确认排除新冠病毒感染或不具有传染性方可安排进行分娩镇痛。

（5）对于感染新冠病毒的临产患者，不建议进行分娩镇痛诊疗，应严格按照《新冠肺炎孕妇剖宫产麻醉流程》进行诊疗。

2. 陪同就医的患者家属

（1）陪诊家属在陪同就诊期间应全程佩戴口罩，并提供医疗机构认可的健康码及7日内新冠病毒核酸检测阴性结果，方可进入候诊区域。

（2）原则上只能有一位家属陪同。

3.医疗服务人员

（1）医疗服务人员包括医护、医辅及设备维护技术人员等，均应遵守所在医疗机构的管控要求。上岗前需提供本机构认可的个人健康码，完成体温检测，离京返岗需按医院规定提供新冠病毒核酸检测阴性证明。

（2）所有人员上岗前均需完成新冠肺炎防控知识和技能培训，熟悉本单位新冠肺炎防控标准流程，熟练掌握防护用具的穿脱规范。

（3）严格执行手卫生规范。

（4）不同岗位人员按医院防控要求着装及佩戴标准防护用具。

（5）麻醉医师在接触患者及进行麻醉操作前，应按《新冠肺炎疫情期间医务人员防护技术指南（试行）》及《麻醉科防控新型冠状病毒肺炎工作建议（第1版）》进行标准防护，正确佩戴一次性圆帽、外科口罩、隔离衣、一次性手套，必要时佩戴N95口罩和护目镜或防护面屏。

（二）诊疗场所防控建议

1. 诊室通风良好或保持正压，无新风系统的单位建议配备空气净化器。

2. 一间待产室同一时段只接诊一位临产妇，前一临产妇出室后方可接下一位临产妇。

3. 每例临产妇诊疗结束后应更换一次性铺巾，及时清洁地面及设备表面污渍，完成非一次性诊疗器械的洗消；依据《北京市医疗机构门急诊区域环境及设备设施清洁消毒技术规范》的要求，对诊疗区域定时进行物表、地面及室内空气消毒。

（三）麻醉管理防控建议

分娩镇痛的方式有许多种，如椎管内阻滞、静脉分娩镇痛、吸入N_2O（笑气）、阴部神经阻滞、水中分娩、导乐陪伴分娩、镇痛仪等。就分娩镇痛技术本身而言较为简单，但管理、监测及产科配合却十分重要。目前，国内外专家学者确认，椎管内镇痛是目前镇痛效果最为确切的方法。本指南主要针对椎管内分娩镇痛方法。麻醉相关管理流程如下（图7-7-1）：

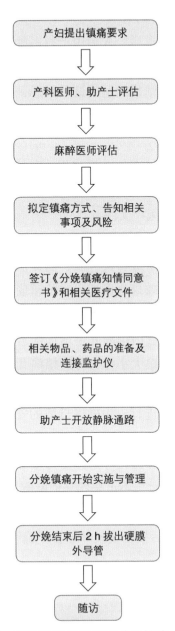

图 7-7-1　新冠肺炎疫情期间分娩镇痛实施流程

1.分娩镇痛前产妇的评估

在产妇提出镇痛要求后，先后由产科医师、助产士及麻醉医师进行系统评估。评估内容包括流行病学调查、病史、体格检查、相关实验室检查等。根据分娩镇痛的适应证及禁忌证来判断产妇是否可以继续进行无痛分娩诊疗。

2.分娩镇痛前准备

主要包括设备及物品准备、相关药品准备、场地准备以及产妇准备。同时麻醉医师在进行分娩镇痛前需与患者及家属交代相关风险并签署知情同意书和相关医疗文件。

3.分娩镇痛开始实施与管理

因椎管内阻滞的效果最切实可靠，能提供最佳镇痛效果，所以是目前循证依据最安全、效果最确切可靠的镇痛方法。传统观念认为宫口开至 3 cm 时为分娩镇痛开始时机。目前，已有大量临床研究及荟萃分析表明潜伏期开始椎管内镇痛并不增加剖宫产率，也不延长第一产程，所以不再以产妇宫口大小作为分娩镇痛开始的时机，产妇进入产房后只要有镇痛需求即可实施。椎管内阻滞的操作方法与具体给药方案应严格按照相关指南进行。为确保母婴的安全性，镇痛的管理（如镇痛的效果是否完善、胎心情况、子宫收缩情况等）以及异常情况的处理和产妇突发情况紧急抢救等工作更为重要。因此这项工作要求麻醉医师在分娩镇痛岗位时，不可兼顾其他麻醉工作。

4.分娩镇痛结束后随访

在分娩结束后 2 h 后拔出硬膜外导管，确认导管完整及产妇状态，并按时进行随访。

二、无痛内镜诊疗

内镜下诊疗的镇静 / 麻醉的目的是消除或减轻患者的焦虑和不适，

从而增强患者对于内镜操作的耐受性和满意度，最大限度地降低其在内镜操作过程中发生损伤和意外的风险，为内镜医师创造最佳的诊疗条件，包括胃肠镜检查、支气管镜及电子喉镜检查等。

（一）人员防控建议

1. 患者

（1）患者进入医疗机构内部应全程佩戴口罩，仅在麻醉期间、面罩吸氧或人工气道期间可以摘下，但患者恢复正常自主呼吸后应及时戴上口罩。

（2）患者在无痛诊疗当日需提供医疗机构认可的健康码，1周内新冠病毒核酸检测阴性结果，以及血常规、新冠病毒抗体及胸部 CT 的阴性结果，并复查体温。

（3）所有预约无痛诊疗的患者在手术前均应到麻醉门诊进行评估，建议患者在完成术前化验检查后，在诊疗预约时间 1 周内来麻醉门诊进行术前评估，并提供上述新冠肺炎筛查的结果。

（4）如患者在预约无痛诊疗的 1 周以前已经完成麻醉评估，在诊疗当日麻醉前，主麻医师应详细询问病史，包括流行病学史，并仔细核查患者体温及新冠肺炎筛查结果。

（5）既往曾感染新冠肺炎已愈患者，体温正常但筛查结果存疑患者，应请院感专家会诊，确认排除新冠病毒感染或不具有传染性方可安排进行无痛诊疗。

2. 陪同就医的患者家属

（1）陪诊家属在陪同就诊期间应全程佩戴口罩，并提供医疗机构认可的健康码，必要时提供 7 日内新冠病毒核酸检测阴性结果，方可进入候诊区域。

（2）原则上只能有一位家属陪同。

3.医疗服务人员

（1）医疗服务人员包括医护、医辅及设备维护技术人员等，均应遵守所在医疗机构的管控要求。上岗前需提供本机构认可的个人健康码，完成体温检测，离京返岗需按医院规定提供新冠病毒核酸检测阴性证明。

（2）所有人员上岗前均需完成新冠肺炎防控知识和技能培训，熟悉本单位新冠肺炎防控标准流程，熟练掌握防护用具的穿脱规范。

（3）严格执行手卫生规范。

（4）不同岗位人员按医院防控要求着装及佩戴标准防护用具。

（5）麻醉医师在接触患者及进行麻醉操作前，应按《新冠肺炎疫情期间医务人员防护技术指南（试行）》进行标准防护，正确佩戴一次性圆帽、外科口罩、隔离衣、一次性手套，必要时佩戴 N95 口罩和护目镜或防护面屏。

（二）诊疗场所防控建议

1.诊室通风良好或保持正压，无新风系统的单位建议配备空气净化器。

2.严格执行预检分诊、分时段就诊制度，候诊区座椅间隔 1 米以上，避免人群聚集。

3.一间诊室同一时段只接诊一位患者，前一患者出室后方可接诊下一位患者。

4.每例患者诊疗结束后应更换床单位一次性铺巾，及时清洁地面及设备表面污渍，完成非一次性诊疗器械的洗消；依据《北京市医疗机构门急诊区域环境及设备设施清洁消毒技术规范》的要求，对诊疗区域定时进行物表、地面及室内空气消毒。

（三）麻醉管理防控建议

无痛内镜的诊疗过程均有飞沫喷溅风险，属高风险操作，在麻醉诱导和麻醉管理期间，麻醉医师应注意维持合适的麻醉深度，避免患者发生呛咳；连续监测患者血压、心电图、脉搏氧饱和度及呼气末二氧化碳分压，维持患者充分氧合，保障患者生命体征平稳。麻醉相关管理流程如下（图 7-7-2）：

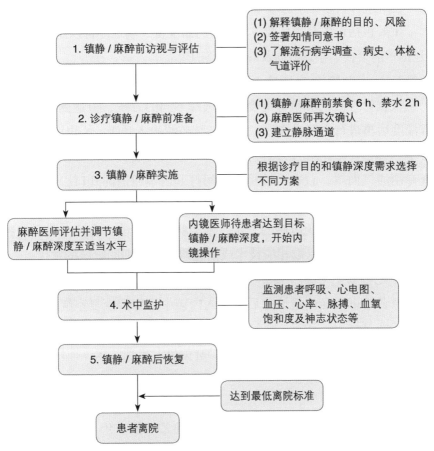

图 7-7-2 新冠肺炎疫情期间无痛内镜诊疗镇静/麻醉操作流程

1. 无痛内镜诊疗前患者的评估

在患者进行无痛内镜诊疗前，由麻醉医师进行系统评估。评估内容包括流行病学调查、病史、体格检查、相关实验室检查及气道评估等。根据无痛内镜诊疗的适应证及禁忌证来判断患者是否可以继续进行无痛内镜诊疗。同时麻醉医师在进行无痛内镜诊疗麻醉前需与患者及家属交代相关风险并签署知情同意书和相关医疗文件。

2. 无痛内镜诊疗前准备

主要包括设备及物品准备、相关药品准备、场地准备以及患者准备（包括术前禁食、禁饮时间及静脉通路的建立）。

3. 无痛内镜诊疗镇静 / 麻醉的实施及术中监护管理

根据诊疗目的和镇静深度需求选择不同的方案，待达到合适的麻醉深度后再进行内镜操作。术中需持续监测患者呼吸、心电图、血压、心率、脉搏血氧饱和度及神志状态等。建议无痛胃镜检查使用内镜检查专用通气面罩，仅在内镜检查期间打开内镜通道的开口，避免或减少飞沫喷溅的风险；需建立人工气道的内镜下治疗手术，术中应给予充分肌肉松弛，避免呛咳的发生；术毕麻醉复苏前，应充分吸引口腔及气道分泌物，并采取相应技术或措施避免拔管期间呛咳的发生。

4. 无痛诊疗镇静 / 麻醉后恢复

患者结束无痛内镜诊疗后需进入内镜中心麻醉恢复室继续监测患者麻醉恢复情况。镇静 / 麻醉后复苏时应密切观测患者的生命体征及神志状态，并保证医护人员在场，以避免患者出现坠床、摔伤等意外，严格掌握患者离院标准。

（郭正纲　韩彬 执笔　冯艺　陈东升　杨拔贤 审校）

参考文献

1. Angulo-Zamudio UA, Martínez-Villa FM, Leon-Sicairos N, et al. Analysis of epidemiological and clinical characteristics of COVID-19 in Northwest Mexico and the relationship between the influenza vaccine and the survival of infected patients. Front Public Health. 2021.

2. 北京市临床麻醉质量控制和改进中心专家组. 新冠疫情防控常态化形势下无痛内镜等诊疗项目中麻醉科感控工作建议. 2020-10.

3. 国家卫生健康委员会办公厅. 医疗机构内新型冠状病毒感染预防与控制技术指南(第一版). 国卫办函[2020]65号, 2020-01-23.

4. 北京市医院感染管理质量控制和改进中心. 北京市医疗机构门急诊区域环境及设备设施清洁消毒技术规范, 2020-10-13.

5. 国家卫生健康委员会办公厅. 新冠肺炎疫情期间医务人员防护技术指南(试行). 国卫办函[2020]155号, 2020-02-21.

6. 北京市临床麻醉质量控制和改进中心专家组. 麻醉科防控新型冠状病毒肺炎工作建议(第1版). 麻醉安全与质控, 2020, 4(1):1-4.

7. 冯继峰, 曲元, 刘志强等. 分娩镇痛专家共识(2017). 中国麻醉学指南与专家共识, 2017.

8. 中国医学会麻醉学分会, 中华医学会消化内镜学分会. 中国消化内镜诊疗镇静/麻醉的专家共识. 2017.

第八章　围手术期感染控制质量评价与持续改进

第一节　医院感控工作目前存在的问题

新冠肺炎是按甲类传染病管理的传染病，具有全社会的影响，麻醉学科整个的防疫体系，包括整体的传染病防控专业知识都有欠缺，我们应该怎么做？

医疗安全管理与医疗质量管理，对于医疗安全的评价不能超越当时所处的范围和限制。制定医疗安全管理标准也应该考虑当时的职业环境及其允许的范围。传统医疗质量管理对医疗效果的评价包括四个方面：诊断、治疗、住院时间以及有没有额外给患者增加痛苦。广义上也就是工作效率与医疗费用是否合理。可以看到，传统的医疗安全、医疗质量都没有提到医务人员安全。再看院内感染的内容，医院获得性感染或医院感染指的是患者发生在医院内的一切感染，即患者在住院期间发生的感染，同样没有提到医务人员感染。我们这么多年抓专业、抓质量、抓安全、抓院内感染，从定义上来讲就没有提及医务人员感染，而只关注到交叉感染。

医务人员在救治过程中被感染，应该作为核心重点关注的问题。医务人员如果发生感染，绝不仅仅是医务人员的健康受到影响。医务力量的消耗更容易造成整个社会资源的不足。疫情期间医务人员在救治患者过程当中被感染问题应该是医疗安全、医疗质量管理的一项核心问题，是院内感染防控的重点关注问题。

第二节　如何建立和评价感染防控体系

　　整个公共卫生防控需建立医院和科室的防控体系。疫情防控，谨防松懈。

　　如何评价感控的工作？麻醉科是不是应该建立防控体系？虽然一直在强调防护，是否具备防护的相关条件？再有就是人员防控能力是否合格，整个医院感染防控体系是不是形成了常态化，还是临时有事临时启用？这个体系是不是具有纠错机制，是不是经得起实践的检验？都是需要考虑的。

　　针对体系建设，就是"建立传染病防控体系"。甲类或者按照甲类传染病管理的传染病防控具有"全或无"特性，关键是如何做到全细节管理。这类传染病相关因素过于复杂，感染防控工作一定需要防控体系的支撑，没有体系建设就没有应急响应能力。

　　体系涵盖的方面非常多。科室要成立领导小组，科主任是主要负责人，下设工作小组，有人分管培训、物资、应急、防护等。避免出现只有领导小组（包括科主任 - 组长，副主任 - 副组长）而没有工作小组。没有工作小组就等于没有工作。还应有院感质控专员，与医院对接各种工作，保证科室院内感染工作常态化开展，要有相应的紧急响应机制，有院感不良事件的管理。除此之外还有培训方法、防护措施、消毒方式、垃圾处理、餐饮管理、休息制度、心理疏导、会议、值班等的流程和制度才构成体系。体系需要逐步建立和完善。

　　体系建立的重点，首先是科室软硬件条件要达标。一旦有传染病，启用专用手术间，因地制宜配套功能区域，这些是科主任需要考虑的。非一次性使用的设备物品的购置，这是体系建设的要求。不能只从一个点上考虑，要从一个体系的建设上来考虑。常规使用的物资与感染相关的，包括一次性插管设备、可视化设备、二氧化碳监测设备、过滤器、人工鼻、空气消毒机、紫外线消毒设备等。还有非常规使用的物资，如护目镜、防护服、防护面屏和 N95 口罩、鞋套、密闭式吸痰装置等。如果手术室没有相应设备，一旦出现突发情况，是否能由医院协调到位。要保证医疗和防护工作所需的硬件条件可及。

其次是软件的建设，即各种规章制度、流程是否健全。手卫生、隔离、防护、各类环境消毒等一系列制度、培训制度与应急响应制度等。这些要因地制宜，建立自己科室的制度，不能照搬，二级医院、三级医院、专科医院或综合医院情况都有区别。制度规范性、科学性、流程的可行性，各种预案的有效性，要结合本科室实际情况确定。

硬件软件建设之后，再次是人的能力。要强调"全员培训"，卫生员和护工都是不能忽略的。培训材料要依法依规，要和上级要求一致，参考行业指南、结合内部特点。建立管理机制，演练过程要监管，考核重在规范和能力，流程的培训和掌握远比学习知识点更重要。如麻醉前会诊要有筛查传染病的风险意识。特别是疫情期间，从病史中要有初步判断的能力，会诊记录当中要有筛查传染病的记录，一旦怀疑有传染病风险，要启动相应的流程。

麻醉科手术室全体人员要具备标准预防的能力。在体系建设里，一定要全面增加标准预防能力、科学判断密切接触和职业暴露的能力、掌握隔离措施标准的能力等，分区、分级、分类防护。医生、护士以及其他相关人员和患者都需要防护。

最后，消毒是防控体系的重要环节。常规消毒主要是针对非传染病患者、非疫情流行期间。关键环节要掌握好，包括手卫生、麻醉机回路、一次性物品、非一次性物品等。次要环节以清洁为主，如环境、办公区、生活区、垃圾处理等。疫情期间高度重视，首先我们要知道什么是"清洁""消毒"和"灭菌"。所以一定要针对传染途径制订具体措施。空间消毒要有技术规范，空调系统处置要跟专业部门对接。非一次性设备物品要专用、专消、专人管理，按照技术规范消毒，使用频次和间隔要合理。一次性耗材，一人一用一消。手术间台面、电脑用完后消毒。不同手术间不可混淆，地面消毒分区域，不同区域地面不能同样对待。加强保洁员的培训，疫情期间增加消毒频次，特别是公共手触区域一定要增加消毒频次。要在院感指导和监管下实施垃圾处理。作为体系管理，要定期抽样监测消毒措施的有效性。

对工作人员的关爱和心理防护也很重要。在疫情防控中矛盾主要方面是会变化的。整个疫情期间心理问题在初期主要是恐慌、兴奋，斗志昂扬，到后期可能会出现厌战情绪甚至发生心理崩溃。压力源主要来源于躯体、心理、社会、文化。心理上对疾病认识不足，担心自己和家人感染。小区管控，物资紧缺，社会责任等都会造成心理问题。心理问题也会影响到免疫功能。所以科室在疫情期间要建立关爱与心理疏导机制，对象包括一线队员及其家属，还有夜班人员、手术室外工作的麻醉医师等。要建立弹性排班制度，关注职工健康状况，包括合理休息、营养补给、正能量的发挥、保险保障制度、特殊困难的应对等。除了关爱之外，适当结合各科室情况安排专业心理疏导。无论如何，科室层面要传递正确、真实的信息，这也是对职工整体心理上的保护。

重视患者的保护，要有防止交叉感染的意识，同时还要有双向防护的意识。总之，防控体系的建设是传染病防控的关键。

（乔辉　刘文涛　执笔　赵晶　李天佐　孙立智　审校）

第九章　常态化疫情防控围手术期工作建议

充分认识新冠肺炎常态化疫情防控围手术期工作的长期性、复杂性、反复性、艰巨性，站在讲政治的高度认识常态化疫情防控的重要性。

一、完善围手术期常态化疫情防控组织机构、健全制度

（一）成立围手术期新冠肺炎常态化疫情防控领导小组

按照"谁主管、谁负责"的原则由科室主任对本科室疫情防控负主体责任，成立由科室主要负责人任组长的疫情常态化防控领导小组，制订疫情防控和日常工作方案，包括领导体系、责任分工、排查制度、日常管控、后勤保障、应急处置等内容，每项工作必须明确由专人负责，有序推动疫情防控由战时机制向常态化治理转变。

（二）强化对管理制度、工作流程、行为规范、风险预案的监督管理

制定新冠肺炎常态化防疫工作制度、常态化防疫各关键诊疗工作流程，建立应对新冠肺炎或疑似患者麻醉、手术相关工作应急预案。持续改进，完善培训，切实制订符合本单位常态化防疫工作计划，有落实，有监督。

（三）科学完善疫情常态化全员感染防控培训

强化"人人都是感控实践者"的意识，落实全员疫情常态化感染防控培训制度。培训对象应覆盖全体医护人员以及实习、进修、护工、保洁、后勤、外来人员（包括外来配送器械及耗材等人员）。对手术患

者及家属等待人员做好疫情防控宣传工作。医务人员培训内容包括新冠肺炎的相关救治与护理、个人防护技术、手卫生、标准预防、隔离措施、防护分级、防护技术等；感染手术患者的接送路线与流程；术后复用器械的处理与手术间、物表的消毒、垃圾处理等；医务人员穿脱防护服的操作流程等常态化防疫重点工作。其他相关人员应进行手卫生、标准防护、消毒方法、外来人员管理方案等内容的培训。

（四）制订应急预案并开展演练

围手术期相关科室要增强预见性和主动性，制订不同情形下的应急预案，例如在门诊或来医院办理入院手续、入院后以及其他诊疗过程中发现新冠肺炎疑似病例，对疑似或确诊患者进行院内隔离、转运和终末消毒等。要细化每种情形、每个环节的流程措施，具体到责任部门和责任人。开展桌面推演和现场演练，查找漏洞和短板，持续优化应急预案，提高实战能力。

二、完善围手术期常态化疫情防控准备工作

（一）工作人员入门管理

1. 建立工作人员信息登记报告制度，手术相关人员通过各种方式，提前掌握返岗及上下班人员包括同住人员情况，按国家及所在地规定提前做好工作人员安排。

2. 工作人员依据地区卫健委要求，定期完成核酸检测等新型冠状病毒感染筛查，主动向单位进行核酸检测结果报告。

3. 工作人员需按照国家、地区要求选择常态化疫情防控生活方式，包括出行方式、防疫社交礼仪等。

4. 工作人员进入工作岗位，要符合所在地疫情防控要求。手术室入口处设置体温监测点，对外来人员需要查看北京健康宝及近期新冠

病毒核酸检测证明。手术室麻醉科接待处、门诊等对外部接触人员，按照医院规定注意自身防护安全，佩戴一次性医用外科口罩、戴一次性圆帽、配备手消剂，佩戴一次性用品包括口罩、手套、帽子、隔离衣，防止交叉感染，并定期对工作场所进行消毒。

5.建立科室工作人员病假、健康记录制度。科室员工每天开展健康监测，出现发热、咳嗽、乏力或腹泻等症状，应劝其到发热门诊就诊。

6.科室工作人员在无特殊禁忌证的情况下，应接种新冠病毒疫苗，建立自身防护屏障。根据疫情流行情况，以及常态化疫情防控要求，定期完成工作人员新冠病毒核酸检测。

（二）工作环境管理

严格落实感染控制分区管理，强化对不同区域的管理制度、工作流程和行为规范的监督管理。采取切实有效措施，保证医务人员的诊疗行为、防护措施和相关诊疗流程，符合相应区域管理要求。非限制区、半限制区、限制区严格落实《医疗机构环境表面清洁与消毒管理规范》要求，对低风险区域环境及物表每日清洁消毒 2 次，对高风险区域环境物表每日清洁消毒 4 次，达到消毒级别。

（三）常态化物资准备

1.防护物资准备

配置红外体温计、医用防护口罩、护目镜、防护面屏、防护服、鞋套、一次性无菌手套等充足防护物资，定数定位，专人管理，以备应急使用。医务人员应依据防护级别，正确选择防护用品。

2.消杀物资准备

做好充足的消杀物资准备，包括洗手液、手消剂、75% 乙醇、含氯消毒液、消杀喷雾器等物资设备。医务人员应根据实际操作及污染程度，选择正确的消杀物资，做好随时消毒与终末消毒。

3.抢救物资准备

常态化备齐临床抢救设备、耗材、药品，确保其性能完好，专人专责，定数定位。

三、常态化疫情防控期间的日常工作

(一)麻醉工作

全面评估患者，确认各项检查结果符合手术标准，制订麻醉计划，完善术前准备。非全身麻醉患者必要时佩戴口罩，注重患者人文关怀。准备一次性可视喉镜镜片、螺纹管、面罩、过滤器、呼吸球囊、吸引器管、吸痰管等；气管插管时，操作轻柔，在不增加患者损害的基础上，减少病毒通过呼吸道分泌物、血液和胃肠道分泌物传播的风险，尤其是防止气溶胶的生成和扩散。操作中避免锐器伤，减少职业暴露。外出麻醉时着装整齐，备齐用物，检查设备完好性，携带无菌物品采用密闭式存放，物品分区放置。工作中产生的医疗废弃物，按类别、特征分类进行处理。

(二)麻醉门诊

佩戴一次性医用外科口罩。根据疫情变化，必要时佩戴医用防护口罩、护目镜及防护面屏、一次性手套。患者在首次至医疗单位就诊时，临床医生就应对其进行识别和分类，并立即实施标准的感染预防与控制措施。麻醉科医生在接诊时应按首诊医生分诊情况做再次分诊处理。接诊患者前，对患者进行体温测量，完成流行病学调查，查看健康宝及核酸检测阴性结果后进行诊疗，一患一诊室，严格执行手卫生，防止交叉感染。

（三）外出急诊抢救气管插管

患者急诊紧急气管插管抢救时，麻醉医师需了解患者病情；再次确认气管插管适应证；了解患者年龄、性别、体型、神志状态、氧疗方式、氧合状态以及合并症；确认呼吸机准备到位并处于备用状态。如患者尚未完成筛查时，麻醉医师应佩戴医用防护口罩、护目镜、防护面屏、穿防护服等防护用品。在脱摘防护用品过程中避免抖动，防护服脱下后由内面卷好放入黄色垃圾桶内，防护物品应弃入双层黄色垃圾袋后放至规定区域。插管设备或耗材未经规范消毒，严禁带回清洁区。

（四）麻醉恢复室管理

严密观察患者病情，具有呼吸道传染病的患者，需在手术间完成术后恢复。恢复室地面、物表每日清洁消毒 4 次，空气持续净化，无净化装置的，每日使用紫外线灯进行消毒，每日 2 次，每次 30 min。

（五）预防职业暴露

做好标准预防，严格手卫生；标准预防：手卫生；使用个人防护设备以避免直接接触患者血液、体液、分泌物以及不完整的皮肤等；预防针刺伤或者切割伤、医疗废物处理、设备的清洁和消毒以及环境的清洁。

（六）急诊手术

准备行急诊手术的患者入院时应完成首次分诊。对首诊无可疑的患者应在入室前再次分诊，完成测量体温、询问病史、查看 CT 结果。对再次分诊无可疑患者按正常手术麻醉；对再次分诊为疑似或确诊冠状病毒感染患者，根据患者病情安排手术。当疑似或诊断新型冠状病毒感染患者病情可能危及生命或致残时，由手术室统一安排至负压手术间进行手术。医务人员按三级医疗防护措施实施手术麻醉操作。若病情允许择期手术时，应与医务处报备，可转诊至新型冠状病毒肺炎定点收治医院手术。

（七）患者随访与镇痛泵回访

常态化疫情防控期间，病区执行封闭式管理，麻醉相关工作人员应凭证出入病区，出入病区时注意门禁管理，避免其他人员尾随进入病房。同时做好相应的级别防护，严格执行医疗诊疗常规，与患者交流时实施一对一诊疗，保持必要的诊疗距离。佩戴一次性外科口罩，不扎推，不聚集。对发现疑似病例要立即采取隔离、报告和排查等相关措施。

（八）复用麻醉设备清洁、消毒、灭菌

1. 用于诊疗疑似或确诊患者使用过的听诊器、体温计、血压计等医疗器具及护理物品，在每次使用后应进行规范的清洁和消毒后方可用于其他患者。

2. 对呼吸机、体温计、血压计、听诊器等不能耐受高水平消毒液的复用诊疗器械，采用75%乙醇、一次性消毒湿纸巾或含氯消毒液进行擦拭、浸泡消毒，持续30分钟后清水擦拭干净，晾干备用。

3. 麻醉机内回路应定期消毒。对于无传染性疾病患者使用麻醉机后，建议采用复合醇消毒机对内呼吸回路进行消毒，每7日消毒1次；对于空气传播的感染性疾病及非空气传播的感染性疾病的手术患者使用麻醉机后，建议采用复合醇消毒机对内呼吸回路进行消毒，每例消毒1次。每年至少进行2次拆卸，将内呼吸回路的部件送医院消毒供应室进行灭菌（环氧乙烷法或高压蒸汽法）。

四、加强公共区域围手术期常态化疫情防控

(一)公共区域管理

每日开始工作前,对门厅、通道、医护交班医护办公室、电梯、楼梯、卫生间、更衣室等公共区域进行消毒,并做好消毒记录。对高频接触的物体表面,如电梯间按钮区、扶手、桌面等,可用含氯消毒液进行喷洒或擦拭,每日至少 2 次,并根据人流量等实际情况适当增加消毒频次。医护办公工位区域内,对办公桌椅、电脑等每日进行消毒清洗作业,保持整洁干净。

(二)空调系统定期消毒,加强工作场所通风,保持空气流通

定期对空调系统进行消毒,生活办公区域空调温度建议控制在 18~20℃。必要时建议加大过滤网更换频率,每 2 小时对所有空调滤网、热回收机组滤网、空调机房地漏等区域用乙醇消毒一次。2~4 小时开窗通风一次,每次 20~30 分钟。

(三)大幅精简现场集中交接班、开会和集体活动

大幅精简大型会议、集中培训、大型活动和大型外部接待等人员聚集活动。对于必须召开的会议,应控制会议规模、会议时间,保持会场通风,参会人员应佩戴口罩,进入会议室前洗手消毒,会议时保持间隔,尽量不使用公共杯具。会后用 500 mg/L 含氯消毒液抹擦物体表面及地面。

(四)规范垃圾处理,进一步加强垃圾的分类管理

规范垃圾处理,及时收集并清运,加强垃圾桶等垃圾容器清洁,定期消毒处理。放置废弃口罩专用箱,安排专门保洁人员对废弃口罩

专用箱及周边进行清洗、消毒。新冠肺炎疫情防控期间，要落实医疗机构的主体责任，医疗废弃物使用双袋双扎，3/4 满封口，1000 mg/L 含氯消毒液喷洒医疗废弃物外表面。暂存间地面每日使用 1000 mg/L 含氯消毒液消毒 2 遍以上，转运专职人员双签字，留档备查。

（五）手术相关设施及人员感染防控

见前述。

（六）加强家属等待区的感染防控

总原则是严格按照医院门诊、住院患者及其陪护家属的管理规定执行。手术期间只限 1 名家属在手术室家属等候区等候。

五、完善围手术期常态化疫情防控的后勤管理

（一）加大防疫知识宣传

利用科室宣传栏、公告栏、微信群、网站等途径开展多种形式新冠肺炎和呼吸道传染疾病防治知识健康宣教，使相关工作人员充分了解健康知识，掌握防护要点，做到早发现、早报告、早隔离、早治疗、早控制。

（二）进行员工心理干预

密切关注员工心理健康，一旦发现苗头问题，及时安排心理专家开展心理健康干预和辅导，消除和减少常态化疫情防控带来的懈怠和心理伤害，避免极端事件发生。

（三）加强对手术室餐饮、安保、保洁、外勤等辅助服务人员的管理

外勤等辅助服务人员每日进行体温测量，食堂送餐人员或设备、器械、耗材和药商供货人员须佩戴口罩和手套，认真询问和登记外来人员状况。

（四）强化手术室餐厅管理

强化手术室餐厅管理，确认餐厅的安全卫生。设立公共洗手消毒设施，供就餐人员餐前、餐后洗手消毒。用餐尽量采用分餐制，避免人员密集，餐具用品须高温消毒。

（孙立智　李霞 执笔 王古岩　乔辉　王保国 审校）

参考文献

1. 张国杰, 常青. 吴文铭. 基于新型冠状病毒肺炎疫情防控的大型公立医院医疗流程构建. 协和医学杂志, 2021, 12(1):1-4.
2. 国家卫生健康委员会. 医务人员手卫生规范: WS/T 313–2019, 2019-11-26.
3. 国家卫生健康委员会办公厅, 国家中医药管理局办公室. 新型冠状病毒肺炎诊疗方案(试行第九版), 2022-03-14.